中国医学临床百家

谭 谦 蒋亚楠 /著

乳房肥大症
谭谦 2017 观点

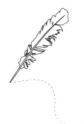

U0302106

科学技术文献出版社
SCIENTIFIC AND TECHNICAL DOCUMENTATION PRESS

·北京·

图书在版编目（CIP）数据

乳房肥大症谭谦2017观点 / 谭谦，蒋亚楠著. —北京：科学技术文献出版社，2017. 5（2017.12重印）

ISBN 978-7-5189-2588-9

Ⅰ.①乳…　Ⅱ.①谭…②蒋…　Ⅲ.①乳房疾病—肥大（病理）—诊疗　Ⅳ.① R655.8

中国版本图书馆 CIP 数据核字（2017）第 080912 号

乳房肥大症谭谦2017观点

策划编辑：孔荣华　　责任编辑：彭　玉　　责任校对：张吲哚　　责任出版：张志平

出　版　者	科学技术文献出版社
地　　　址	北京市复兴路15号　邮编　100038
编　务　部	（010）58882938，58882087（传真）
发　行　部	（010）58882868，58882874（传真）
邮　购　部	（010）58882873
官 方 网 址	www.stdp.com.cn
发　行　者	科学技术文献出版社发行　全国各地新华书店经销
印　刷　者	虎彩印艺股份有限公司
版　　　次	2017年5月第1版　2017年12月第2次印刷
开　　　本	710×1000　1/16
字　　　数	60千
印　　　张	7.25
书　　　号	ISBN 978-7-5189-2588-9
定　　　价	78.00元

序
Foreword

韩启德

　　欧洲文艺复兴后，以维萨利发表《人体构造》为标志，现代医学不断发展，特别是从 19 世纪末开始，随着科学技术成果大量应用于医学，现代医学发展日新月异，发生了根本性的变化。

　　在过去的一个世纪里，我国现代化进程加快，现代医学也急起直追。但由于启程晚，经济社会发展落后，在相当长的时期里，我国的现代医学远远落后于发达国家。记得 20 世纪 50 年代，我虽然生活在上海这个最发达的城市里，但是母亲做子宫切除术还要到全市最高级的医院才能完成；我患猩红热继发严重风湿性心包炎，只在最严重昏迷时用过一点青霉素。20世纪60—70年代，我从上海第一医学院毕业后到陕西农村基层工作，在很多时候还只能靠"一根针，一把草"治病。但是改革开放仅仅30多年，我国现代医学的发展水平已经接近发达国家。可以说，世界上所有先进的诊疗方法，中国的医生都能做，有的还做得更好。更为可喜的是，近年来我国医学界开始取得越来越多的原创性成果，在某些点上已经处于世界领先地位。中国医生已经不再盲从发达国家的疾病诊疗指南，而能根据我们自己的经验和发现，根据我国自己的实际情况制定临床标准和规范。我们越来越有自己的东西了。

要把我们"自己的东西"扩展开来，要获得越来越多"自己的东西"，就必须加强学术交流。我们一直非常重视与国外的学术交流，第一时间掌握国外学术动向，越来越多地参与国际学术会议，有了"自己的东西"也总是要在国外著名刊物去发表。但与此同时，我们更需要重视国内的学术交流，第一时间把自己的创新成果和可贵的经验传播给国内同行，不仅为加强学术互动，促进学术发展，更为学术成果的推广和应用，推动我国医学事业发展。

我国医学发展很不平衡，经济发达地区与落后地区之间差别巨大，先进医疗技术往往只有在大城市、大医院才能开展。在这种情况下，更需要采取有效方式，把现代医学的最新进展以及我国自己的研究成果和先进经验广泛传播开去。

基于以上考虑，科学技术文献出版社精心策划出版《中国医学临床百家》丛书。每本书涵盖一种或一类疾病，由该疾病领域领军专家撰写，重点介绍学术发展历史和最新研究进展，并提供具体临床实践指导。临床疾病上千种，丛书拟以每年百种以上规模持续出版，高时效性地整体展示我国临床研究和实践的最高水平，不能不说是一个重大和艰难的任务。

我浏览了丛书中已经完稿的几本书，感觉都写得很好，既全面阐述有关疾病的基本知识及其来龙去脉，又介绍疾病的最新进展，包括笔者本人及其团队的创新性观点和临床经验，学风严谨，内容深入浅出。相信每一本都保持这样质量的书定会受到医学界的欢迎，成为我国又一项成功的优秀出版工程。

　　《中国医学临床百家》丛书出版工程的启动，是我国现代医学百年进步的标志，也必将对我国临床医学发展起到积极的推动作用。衷心希望《中国医学临床百家》丛书的出版取得圆满成功！

　　是为序。

作者简介

Author introduction

谭 谦

南京大学医学院附属鼓楼医院整形烧伤科主任，博士，主任医师，教授，博士生导师。江苏省"科教兴卫工程"医学重点人才，江苏省六大人才高峰，江苏省"333工程"领军人才，江苏省有突出贡献中青年专家，南京市拔尖人才，享受国务院政府特殊津贴，曾在德国莱比锡圣·乔治医院、美国德州大学MD Anderson肿瘤中心、美国Duke大学学习访问，为"国际微笑行动"资深志愿者。2011年获中国医师协会美容与整形医师分会优秀医师称号。

现任中华医学会整形外科分会委员、中华医学会烧伤外科分会委员、中国医师协会美容与整形医师分会常务委员、中国医师协会美容与整形医师分会鼻整形亚专业分会副主任委员、中华医学会整形外科分会乳房整形学组委员、中国整形美容协会整形与重建外科分会常委、中国整形美容协会内镜整形分会副会长、中国整形美容协会脂肪医学分会常务委员、中国整形美容协会眼美容整形分会副会长、中国康复医学会修复重建外科专业委员会委员、中国康复医学会烧伤治疗与康复学专业委员会常务委员、中国整形美容协会理事、中国研究型医院学会美容医学分会副主任委员、中国老年医学会烧创伤分会常务委员、江苏省整形美容协会副会长，World Society for Reconstructive Microsurgery（WSRM）会员，泛亚地区面部整形与重建外科学会（PAAFPRS）常务理事。《中华烧伤杂志》《中华损伤与修复杂志》《中国美容医学》杂志、《中华整形外科杂志》《中国美容整形外科杂志》《Burns and Trauma》编委等。

从事医疗、教学、科研工作33年，擅长显微修复重建、体表器官再造、眼、鼻、乳房、会阴美容整形、烧伤治疗。发表论文120余篇，SCI收录18篇，参编专著7部。获省市科技奖励10余项，国家专利7项。

蒋亚楠

女，1986年生，安徽人。2013年毕业于南京大学医学院，整形外科学硕士，师从南京大学医学院附属鼓楼医院整形美容烧伤科谭谦教授，同年7月就职于南京大学医学院附属鼓楼医院至今。主要从事体表器官修复重建、皮肤激光美容治疗及各种急、慢性创面的治疗，临床经验丰富。在诊治过程中能够根据患者个体差异及病情采用先进的医疗设备及多学科协作方式进行综合治疗。

曾参加全国体表器官畸形修复重建外科学习班，参加江苏省第十二次整形烧伤外科学术会议及第十一届全国烧伤救治研讨会——"新技术、新方法"并做大会发言。曾赴上海第九人民医院及北京大学第一医院创面治疗中心研修，参与编写《糖尿病足及其相关慢性难愈合创面的处理》。获2014年南京鼓楼医院"优秀住院医师"称号。参与完成多项国家级、省级、部级科研项目研究工作，发表SCI论文1篇。

前 言

随着现代医学模式的转变和健康概念的更新，以及人们生活水平的提高，人们对美有了更高和更广泛的追求。追求美是人类的天性，美容医学成为人们追求的时尚，美容外科也让人们尝到了青春永驻，面形改善，形体雕塑的诸多成果。

目前为止，广大求美者中仍以女性占主导地位，女性除了对改善容貌有需求外，便是对形体美的追求了。乳房是女性的私密部位，也是女性的重要标志之一。随着社会文明的进步，越来越多的女性认为拥有丰满匀称的乳房会令她们更加自信，体态更优雅，更有气质。但受到几千年传统观念影响的大多数中国人并不喜欢乳房过大，太大的乳房不仅使女性在心理上不愿意接受，在生活中也成了一种负担。

历史上乳房缩小术是从欧美开始进行的，在中国，由于种族的原因，乳房肥大症的人本来就不多，因此需要进行乳房缩小术的人有限，有的患者不知道可以进行这样的手术改善症状，或受到经济水平、传统思维习惯的制约无法接受手术治疗。近年来，随着生活水平的提高，生活环境的变化，女性乳房有逐渐增大的趋势，而且审美观及生活方式也在西欧化，但并非乳房越大越好，乳房过度肥大不仅直接带来肉体上的不协调，甚至影响日常生活。我在临床工作中发现近几年需要并且愿意接受乳房缩小术的患者越来越多。因此年轻的整形外科医师在这种趋势下学习乳房缩小术是非常重要的。

本书归纳总结了我的临床经验及详细的技术操作要领，将美观清晰的图解配以详细的文字说明，全面地将乳房肥大症的治疗方法讲解到位。在撰写过程中做到理论联系实际，深入浅出，图文并茂，将复杂的医学理论形象化，便于读者理解和掌握，既体现了其学术性，又有很强的临床指导意义。

中国未来的美容整形市场将随着技术的成熟而飞速发展，人们对美的追求也在越来越多地趋于理性。不论是现代的医学美容从业者，还是新一代从业者，都将面临越来越复杂的社会环境和更高的专业要求的挑战，只有不断学习，不断吸收新知识、新理念，以全新的思维去思考，才能满足未来求美者不断提高的要求。

目 录
Contents

乳房肥大症的定义、诊断及分类

1. 什么是乳房肥大症

乳房肥大症（hypermastia）是临床上常见的乳房疾病之一，典型症状是乳房过度发育，包括腺体及脂肪结缔组织过度增生，体积超常，与躯体比例明显失调。此病多见于妊娠后期或青春期女性，常表现为双侧乳房同时增大，也偶见单侧体积增大导致的不对称，且常伴有不同程度的乳房下垂。乳房过度增大不仅会造成外观形态欠佳，同时也会让患者感到身心痛苦。乳房体积过大会使患者体态臃肿，行动不便；乳房重量过大可对胸部、颈部及肩部造成很大负担，严重者可造成颈椎关节炎甚至驼背和胸廓畸形，患者平卧时胸部有压迫感，无法俯卧，活动后或天气炎热时乳房间和乳房下皱襞区常处于潮湿状态，汗液积聚，细菌繁殖，易导致湿疹等皮肤疾病的发生。巨大或严重下垂的乳房使女性失去匀称、苗条的曲线轮廓美，代之以粗壮的形体，使患者羞涩，深受难以启齿的躯体及心理上的压力，缺乏自信，失去参加社会活动的勇气。

乳房肥大症也可见于男性，男性乳房肥大症(gynecomastia)又称男子女性型乳房，表现为一侧或双侧乳房呈女性样发育、肥大，有时有乳汁样分泌物，多起始于男性青春期（12～17岁）或老年期（50～70岁）。目前普遍认为其病因是由于体内性激素比例失调，以致雌激素浓度相对增高，从而引起乳腺组织增生发育。

2. 女性乳房肥大症的诊断及分类

针对女性乳房肥大症目前无统一的诊断标准。众多学者尝试通过不同的方法测量乳房的体积，希望得到一个"正常"体积的乳房评价标准。但由于各种客观因素的存在，如身高、体重、种族、年龄以及乳房组织的位置、密度、突出度、成分、比例等，使得研究者很难找出一种适用于所有女性的乳房体积测量方法。目前常用的将肥大乳房量化的标准是由 Lalardrie 和 Jougland 提出的，他们认为：当乳房体积大于"正常或理想"的乳房体积50% 的时候，称之为一定程度的乳房肥大。中国女性的正常乳房重量是 250～350g（其变量与身高的变量相关）。如按容积计算，正常的乳房容积是 250～350ml，超出上述范围属乳房肥大症。

按乳房体积将乳房分为五种类型：250～300ml 称为正常乳房；400～600ml 称为轻度肥大；600～800ml 称为中度肥大；800～1000ml 称为重度肥大；大于 1500ml 称为巨乳症。

根据乳房肥大症及下垂的程度分为三类：乳头下降 1～7cm 为轻度肥大下垂，切除的乳房组织量（每侧）<200g；乳头下降 7.1～12cm 为中度肥大下垂，切除的乳房组织量（每侧）200～500g；乳头下降 >12.1cm 为重度肥大下垂，切除的乳房组织量（每侧）>501g。

根据乳房肥大症的病因及临床表现分为：①内分泌异常的乳房肥大症：激素异常的早熟，有毛发生长等异常。②青年型乳房肥大症：从 10 多岁就开始有乳腺间质和乳腺管的增生，多有家族性因素。③肥胖伴乳房肥大症：伴肥胖，脂肪组织多。④中老年乳房肥大症：见于中年人的闭经期，乳腺变小，脂肪组织多。⑤妊娠时乳房肥大症：是乳腺自身肥大，但停止哺乳后一般会恢复。⑥妊娠后乳房不萎缩：在组织学上有乳腺增生、肥大、脂肪组织堆积，其中既有正常者，也有乳腺病和纤维腺瘤同时存在者。

3. 男性乳房肥大症的诊断及分类

青春期及老年男性无明显原因出现乳房肥大，或因全身性疾病、长期服用药物而出现乳房肥大，或单纯出现乳晕下块状物，伴轻度压痛，质地柔软，一般即可诊断为男性乳房肥大症。

　　根据 X 线表现可分为 4 种类型：①纤维型：又称腺体型，最常见。乳晕下区呈现三角形或锥形致密阴影，有的还合并有刷状或树枝状突起阴影，向下放射，伸入周围脂肪组织。所谓"单侧性"高度男性乳房发育，常能在对侧所谓"正常"的乳腺软组织 X 线片上见到乳晕下较小的树枝状阴影。②大结节型：又称肿块型，表现为圆形或卵圆形、密度大致均匀的致密块影（真性男性乳腺发育）。此型不仅有乳腺管增生，而且有腺小叶增生，亦有称其为假肿瘤型的，有时可出现哑铃状改变。③分泌型：一般因雌激素治疗所致。乳腺管造影有助于本型与导管扩张症及乳头状瘤病鉴别。④假性男性乳房发育（脂肪性乳腺）：因脂肪组织过多，可形成假性男性乳房肥大症，一般见于全身性肥胖症，在乳腺软组织摄片上，不能看到乳腺管增生或乳腺密度增高区，所见仅为增多的脂肪组织。

参考文献

1. Tarallo M，Cigna E，Fino P，et al.Macromastia surgical therapy.Ann Ital Chir，2011，82（3）：191-195.

2. Miller BJ，Morris SF，Sigurdson LL，et al.Prospective study of outcomes after reduction mammaplasty.Plast Reconstr Surg，2005，115（4）：1025-1031.

3. 王炜 . 整形外科学 . 杭州：浙江科学技术出版社，1999.

4. Lalardrie JP，Jouglard JP. Plastics mammaires pour hypertrophic etptose. Pairs：

Masson，1973：3-7.

　　5.藤野丰美.乳房整形外科.陶宏炜，郭恩覃，译.上海：上海科学技术文献出版社，2001.

乳房肥大症的发病率增高、致病因素复杂

4. 乳房肥大症发病率呈上升趋势

在少女时期就可能发生乳房肥大症。1670 年，Durston 首次报道了少女乳房肥大症。最早发病年龄可为 11 ～ 14 岁。国外文献报道在正常人群中，可以摸到的无症状的男性乳房肥大症发病率为 32% ～ 38%，有文献报道有 50% 以上的男性新生儿出生时乳房增大。青春期乳房肥大症的发病年龄多在 13 ～ 14 岁，发病率可高达 67%，除生理致病因素外，有学者指出青春期正处于学习工作的开展初期，精神心理压力比较大，容易引起内分泌系统紊乱，雌雄激素比例失调。50 岁以上男性发病率高达 57%。文献报道中双侧受累的发病率也各不相同（双侧受累的情况发生在 25% ～ 75% 的患者中），这种广泛的差异可能源于对其心理、生理和社会生活影响的认识的增加，以及在整形外科和医学文献中

缺乏一个明确和统一的定义。

近年来随着人们生活水平的提高，生活模式的转变，该病的发病率和在外科的就诊率有明显升高的趋势。因其发病原因涉及多个方面，不但与机体内分泌有密切的关系，现认为还和环境污染有密切的联系。环境污染物中有一些是类雌激素样化合物（一类分子结构与雌激素相类似的有机化合物），在环境中广泛存在，如烷基苯酚类、双酚类、邻苯二甲酐酸类、多氯联苯类物质、有机氯农药及二噁英类化合物等，主要以混合物形式存在，其作用形式也是多种化合物综合作用为主，该类化合物通过模拟人体内正常性激素的作用从而影响人的生长发育和繁殖。人主要通过水体食物链摄取环境中的雌激素类化合物，由于该类化合物是脂溶性化合物，故大多有生物蓄积和生物放大作用。有研究认为，半个多世纪以来男性精子数目呈进行性减少趋势，男性乳腺增生、乳腺癌等发病率增加，均与环境雌激素类化合物的污染呈正相关。近年来，曾用雌激素类饲料喂养过的动物制成的各种肉制品，以及被雌激素、杀虫药等污染过的食物进入人体后可产生性激素样作用，都可能引起乳房发育，从而使本病的发病率逐年上升。

随着生活水平的提高，美国肥胖率以惊人的速度持续上升，已认为超过 35% 的人有肥胖问题。为了降低与肥胖有关的健康风险，很多人都试图通过手术或改变生活方式减肥。当体重明显减少后，即超过 23kg 时，往往会留下多余的皮肤和皮下组织。许多女性在减重之前乳房丰满，减肥后出现了乳房的严重畸形。男性大量减肥后，胸部出现显著的皮肤和软组织多余松垂，伴有典型的乳房下皱襞外侧下降、外侧胸壁轴卷畸形和以乳晕区脂肪增加而无乳腺增生的假性男子女性型乳房。乳头常下降并内移，乳晕增大，常需缩小尺寸以改善外观。因此，逐渐出现了另一类要求行乳房固定和乳房缩小术的患者。临床上针对乳房肥大症的手术逐渐增多，1992—2008 年因乳房肥大症而行乳房手术的男性患者增加了 211%。越来越多的患者寻求通过整形手术来纠正乳房外观畸形。

5. 哪些因素会导致乳房肥大症的发生

目前对乳房肥大症的分类尚无统一标准，临床多以乳房体积大小分类，对临床治疗指导有限。对乳房肥大症的致病因素进行归纳、总结、分类，可以进一步明确诊断，以指导临床对不同原因引起的肥大乳房实施有针对性的治疗。临床上我们将乳房肥大症患者分为 3 种，一是以脂肪增多为主的脂肪性乳房肥大症；二是以腺体增多为主的腺体性乳房肥大症；三是腺体与脂肪均增多的混合型乳房肥大症。

脂肪性乳房肥大症主要是由于患者过度肥胖导致乳房组织内脂肪增多，进而使得乳房组织异常肥大。有研究表明对于体重指数（body mass index，BMI）＞ 30 的乳房肥大症患者，乳房的过度增长与患者体重有一定的关联。通过体重控制，部分患者肥大乳房的体积可以缩小到一定程度。而体重指数＜ 30 的患者，乳房体积与体重缺乏相关性。

腺体性乳房肥大症的发病机制尚不明确，目前学者们对内分泌激素相关的乳房肥大症主要有 2 种观点：一是乳房的增大与乳腺组织局部雌激素增多有关；二是乳房增大与乳腺组织局部雌激素受体（estrogen receptor，ER）含量增高，从而致使乳腺局部组织对雌激素敏感性增高有关。针对这两种观点，学者们有不同的研究结果及看法。根据激素和受体之间的消长关系，激素通过结合受体而起作用，在非恶性乳腺疾病中 ER 高水平表达是乳腺组织对循环中雌激素敏感性增高的表现。

与内分泌激素相关的乳房肥大症多发生在青春期和妊娠期的女性，因为其体内的激素水平处于较敏感的变化时期。少部分青春期乳房肥大症的患者有明显的家族史，但目前尚未发现有相关基因测定的研究报道。

催乳素和孕激素等在与妊娠相关的乳房肥大症中发挥了重要作用，Dancey 等认为在因怀孕所致的乳房肥大症中，乳腺组织对催乳素的高反应性是其主要发病原因。韩文雅等研究发现，孕激素受体在青春期和妊娠后乳腺组织中的表达水平差异显著，认为妊娠后乳房肥大症的发生不仅与乳腺组织中的雌激素受体含量增高有关，还与乳腺组织中孕激素受体含量增加也有密切关系。靶器官中增加的孕激素受体可以介导孕激素发挥其在雌激素基础上促进乳腺滤泡过度发育的作用，从而导致肥大乳房的形成。

服用或解除某些药物，也可发生乳房肥大症，如青霉胺、环孢霉素、丙硫硫胺和蛋白酶抑制药等。目前，这些药物诱发乳房肥大症的具体作用机制尚未明了。停用药物是治疗这类乳房肥大症的主要方法，但停药后已形成的程度较重的肥大乳房是否会自行恢复正常体积，目前未见相关报道。

据报道，乳房肥大症的发生与免疫因素也有一定的关系，乳腺是自体免疫疾病攻击的靶组织之一，如患有重症肌无力、慢性关节炎、桥本甲状腺炎的患者，病程中常会出现乳房肥大的表现。Sood 等报道青春期乳房肥大可能是考登病或相关疾病的表现之一，常和多毛以及牙龈增生相伴出现。另外，有学者发现高钙血症和乳房肥大症的发生也有相关性。Kulkarni 等在文献中阐述高胰岛素样生长因子 -1 也被提及视为乳房肥大症可能的病因之一，但具体机制不详。有学者用免疫组织化学 SP 法检测肥大乳房和正常体积乳房腺体组织中表皮生长因子的表达情况，结果发现腺体组织中表皮生长因子在肥大乳房组的阳性表达率明显高于正常体积乳房组织，认为表皮生长因子在肥大乳房的形成过程中发挥着较为重要的作用。

环境中的雌激素或不健康的生活方式导致乳房肥大症发病率

较以前有明显的增高。

6. 男性乳房肥大症致病因素较为复杂

男性乳房肥大症的致病因素较为复杂，归纳如下：

（1）发育/生理性

①新生儿：母体雌激素通过胎盘胎儿血液循环转移，引起新生儿乳腺组织过度发育，通常具有自限性，持续时间几周到几个月，很少需要进行治疗。

②青春期：青春期乳腺增生的确切原因还不清楚，可能有以下2种原因：一是伴乳腺增生的男童平均血浆雌二醇水平较高。在血浆睾酮达到成人水平之前，血浆雌二醇浓度已达到成人水平，因而雌激素/雄激素比值增高；二是青春期阶段乳房局部的芳香化酶作用增强，局部雌激素形成增多，导致青春期男性乳腺增生症。

③老年期：老年男性有时会发生不同程度的睾丸萎缩或功能衰竭，致使血液内总睾酮浓度和游离血清睾酮浓度降低，导致雌二醇含量相对增高，从而引起老年男性乳房肥大。

（2）性腺功能减退（雄激素合成减少或雄激素抵抗增加）

1）先天性

①克氏综合征（Klinefelter's 征）：属一种先天性疾病，由染色体异常引起的，最常见的染色体核型是47，XXY。本病患

者的睾丸小而硬，组织学检查可见睾丸曲细精管纤维化和透明样变，管腔闭塞，无精子发生，间质细胞增生或聚集成团且功能低下，睾酮生成减慢，血睾酮浓度低，对人绝经期促性腺激素（HMG）刺激反应低，而患者的血浆及尿中黄体生成素及促卵泡激素升高。黄体生成素分泌多，将刺激睾丸间质细胞，使雌二醇增高，致使雌二醇 / 睾酮比值上升，从而使患者的乳房发育呈女性型乳房。

② 睾酮合成酶缺陷：如 20，22 碳链酶缺乏症（20，22 Desmolase deficiency）、3β- 羟类固醇脱氢酶缺乏症（3β-hydroxysteroid dehydrogenase deficiency）、17α- 羟化酶缺陷症（17α-hydroxylasedeficiency）、17- 酮类固醇还原酶缺陷（17-ketosteroid reductase deficiency）等都可造成睾酮合成障碍，雌激素水平相对过高，可表现为男性乳房发育。

③睾丸消失综合征（无睾症）：本病罕见，常为家族性，染色体核型正常（46，XY），体内无睾丸组织。约有 50% 的无睾症男性发生乳腺增生。无睾症患者是否发生男性乳房肥大症取决血浆中睾酮与雌激素的比值。有些无睾患者有 Leydig 细胞，可分泌少量睾酮进入血循环，可不伴有男性乳房肥大。

④雄激素抵抗综合征（Reifenstein 综合征）：本病的染色体核型为 46，XY，有睾丸和正常水平的睾酮，但机体对内源性和外源性雄激素有不同程度的抵抗。其基本障碍是靶细胞内雄激素

受体的遗传性缺陷。

⑤真两性畸形及相关情况：真两性畸形患者的性腺含有卵巢和睾丸两种组织，在青春期阶段可出现女性化和男性化的混合性表现。

⑥ Kallmann 综合征：又称促性腺激素分泌不足的性腺功能减退伴嗅觉丧失症，是一种先天性的遗传病。

2）后天性

①病毒性睾丸炎：最常见的是流行性腮腺炎并发的睾丸炎。其他少见的引发感染的病毒有埃可病毒、人类免疫缺陷病毒（human immunodeficiency virus，HIV）、淋巴细胞性脉络丛脑膜炎病毒和 B 型虫媒病毒。这些病毒直接侵犯睾丸，导致睾丸萎缩，产生的睾酮只占正常的 1/5，而雌二醇和雌酮的产生量正常。睾丸萎缩的原因是病毒直接作用于精曲小管，或者是由于白膜内压力增加和水肿引起的继发性缺血。

②外伤：是成年男性睾丸萎缩常见的原因。男性去势后也可发生男性乳腺增生，这些患者激素比值的失调类似于先天性无睾症。

③肉芽肿性疾病：麻风患者常常发生男性乳腺增生、睾丸萎缩、血浆睾酮水平降低和促性腺激素水平升高。可能是肉芽肿性病变累及睾丸，或神经病变导致了睾丸功能的损害。

④垂体功能衰竭：由急性心肌梗死、感染、肿瘤等所致。

（3）全身性疾病

①甲状腺功能亢进（改变睾丸激素／雌激素结合）：血浆中性激素结合球蛋白的浓度增高，结合的雄激素过多，游离的雌二醇（未结合的雌二醇）升高，雌激素／睾酮的比值升高，激素平衡失调以致刺激乳腺组织增生，导致男性乳房肥大。

②肾衰竭（后天性睾丸功能不全）：慢性肾衰竭引起尿毒症的患者，经检测发现血中雌激素相对升高，泌乳素浓度亦升高，导致乳房发育、肥大。

③肝硬化（增加周围芳香化的基质）：患者雄激素的腺外芳香化作用增强，肝脏对雄烯二酮的摄取减少，使雌激素形成增多。

④肾上腺皮质激素（促肾上腺皮质激素缺乏或先天性肾上腺皮质增生症）：肾上腺疾病，包括肾上腺肿瘤和先天性肾上腺皮质增生，多数伴有雄烯二酮和去氢表雄酮的大量分泌，成为腺外芳香化酶作用的底物，转化为雌激素而使其血浓度增加，引起乳房肥大。

⑤肿瘤：某些肿瘤使体内雌激素水平增高，如肾上腺肿瘤、睾丸肿瘤、胃肠道肿瘤、泌尿系移行细胞肿瘤及支气管癌等。

（4）药物

药物引起的男性乳房肥大可出现几个机制，如直接增加雌激素的活性，增强雌激素的分泌，降低睾丸激素的合成，降低雄激素的敏感性等。

①与男性乳腺发育有关的药物：雌激素（前列腺增生或前列腺癌患者长期服用雌激素进行治疗时，常可引起男性乳房肥大）、促性腺激素雄激素（aromatizable）、抗雄激素（赛普龙，flutamide）、癌症化疗药物（尤其是烷化剂）、钙通道阻滞剂（维拉帕米，硝苯地平，地尔硫卓）、血管紧张素转换酶抑制剂（拉托普利，依那普利）、抗高血压药物（甲基多巴，利血平）、洋地黄制剂、多巴胺受体阻滞剂（酚噻嗪，胃复安，吗丁啉）、中枢神经系统药物（三环类抗抑郁药，安定，苯妥英钠，diethylpropion）、滥用毒品（大麻，海洛因，美沙酮，安非他明）、抗结核药物（异烟肼，ethionamide，thiacetazone）。

②个别通常与男性乳腺发育症有关的药物：西咪替丁、安体舒通、酮康唑。

③其他与男性乳腺发育症有关的药物：胺碘酮、醋硫葡金、克罗米芬、苯壬四烯酯、甲硝唑、奥美拉唑、青霉胺、舒林酸、茶碱。

（5）其他疾病

HIV，胸壁创伤，心理压力，脊髓损伤，营养不良/恢复喂养（增加周围芳香化的基质），带状疱疹病毒感染，囊性纤维化，乙醇中毒，肌强直性营养不良，肺部慢性疾病如燕麦状细胞癌、肺结核、脓胸等（可因局部刺激导致乳房肥大）。

淋巴系统疾病淋巴瘤、恶性组织细胞瘤骨髓瘤及其他网状内皮系统病等，也少见男性乳房发育。心血管疾病（高血压、心脏病）严重皮肤病（麻风、剥脱性皮炎）、自身免疫性疾病（风湿性关节炎、类风湿关节炎）、钩端螺旋体病、溃疡性结肠炎等有时也可伴男性乳房发育。

参考文献

1. 王洪斌，刘付广. 钼靶乳腺摄影对男乳肥大症的诊断价值. 中外医学研究，2012，10（3）：65.

2. 谌章庆，唐朝晖. 男性乳腺增生. 中华男科学杂志，2000，6（3）：184-187.

3. Foad Nahai. 美容外科学. 曹谊林，祁佐良，译. 2版. 北京：人民卫生出版社，2014.

4. 张敬杰，颜蕴文，徐晓军. "锁孔式"皮下腺体全切术治疗男性乳腺发育症. 中华乳腺病杂志：电子版，2012，6（3）：287-291.

5. James C.Grotting. 麦卡锡整形外科学：第五分卷乳房. 范巨峰，江华，译. 北京：人民卫生出版社，2015.

6. ASPS.Cosmetic surgery trends：1992，2007，2008.Online. Available at：http：//www. plasticsurgery. org/ Media /stats /2008-ASPS-member-surgeon-cosmetic-trends-statistics. pdf（accessed March 18，2010）

7. 杨艳清，孙家明. 女性乳房肥大的病因学研究进展. 中华整形外科杂志，2011，27（5）：398-400.

8. Dancey A，Khan M，Dawson J，et al.Gigantomastia--a classification and review of the literature.J Plast Reconstr Aesthet Surg，2008，61（5）：493-502.

9. 韩文雅，赵天兰，张永胜，等.雌、孕激素受体与各类型巨乳发生发展的关系.苏州大学学报：医学版，2009，29（2）：318-320.

10. Sakai Y，Wakamatsu S，Ono K，et al.Gigantomastia induced by bucillamine.Ann Plast Surg，2002，49（2）：193-195.

11. Schmid N，De Greef C，Calteux N，et al.Vertical reduction mammaplasty for gigantomastia with massive fibroadenomatosis: a case report.Ann Chir Plast Esthet，2006，51（6）：536-541.

12. Troccola A，Maruccia M，Dessy LA，et al.Cortisone-induced gigantomastia during chemotherapy.G Chir，2011，32（5）：266-269.

13. Sood A，Garg RK，Saily R，et al.A patient with congenital hypertrichosis，gum hyperplasia and macromastia.J Pediatr Endocrinol Metab，2000，13（5）：561-563.

14. van Wingerden JJ.Gigantomastia--definition and association with hypercalcaemia.J Plast Reconstr Aesthet Surg，2009，62（1）：112-114.

15. Kulkarni D，Beechey-Newman N，Hamed H，et al.Gigantomastia: A problem of local recurrence.Breast，2006，15（1）：100-102.

16. Denzer C，Weibel A，Muche R，et al.Pubertal development in obese children and adolescents.Int J Obes（Lond），2007，31（10）：1509-1519.

17. 王炜.整形外科学.杭州：浙江科学技术文献出版社，1999.

乳房肥大症非手术治疗方法的效果有限

7. 针对病因的治疗是乳房肥大症的内科治疗的主要手段

乳房肥大症的非手术治疗效果有限，主要以针对病因治疗为主，在内科治疗方法发展的同时，中医中药在该病的治疗方法上有了一定深度的研究，临床治疗有所收获，为乳房肥大症的非手术治疗提供了新的思路。

（1）保守治疗：针对与体重相关的乳房肥大，体重控制会在一定程度上控制乳房体积。原发性男性乳房肥大多系暂时性，大部分患者无须积极治疗，一般多自行消退。

（2）针对病因治疗：病因治疗对有些患者有效，对睾丸肿瘤、甲状腺功能亢进及肝病等，应矫正全身性疾病，针对病因予以治疗。因外源性雌激素或药物引起的男性乳房肥大症者，应停用相关药物。

（3）药物治疗：对具有确切发病因素的乳房肥大症患者，在去除原发病的同时联合药物治疗可能更为有效。睾酮最早用于治疗乳房肥大症，对有睾丸功能减退的患者有良好的疗效，但其可在腺体外芳香化酶作用下转化为雌激素，进一步加重男性乳腺增生，故治疗效果不明显。二氢睾酮则可以解决这一问题，疗效较好。丹那唑是一种作用弱的雄激素，可减轻疼痛和乳腺增大症状，但由于水肿、恶心、脂溢性皮炎等不良反应限制了其应用；克罗米芬作为雌激素拮抗药疗效尚不满意，有被他莫昔芬取代的趋势；他莫昔芬是一种抗雌激素药物，能使增生乳腺减小，有效率可达 88%。睾内酯能抑制体内雄激素芳香化，使雌激素生成减少，已有研究表明其对青春期乳房肥大症疗效较好。

内科治疗无效或是乳房肥大症成为患者极为烦恼的精神负担时，则需通过外科手术切除增生肥大的乳房腺体组织。但是，在采取外科治疗的同时，药物治疗有时也必不可少，可用于术后复发的预防。

8. 中医中药在乳房肥大症的治疗中得到进一步发展

临床常根据辨证结果一法或多法治疗。辨证论治、药膏外敷、针刺治疗体现了中医特色，部分治疗机制已得到现代医学的证实。

（1）辨证论治

①分型论治：施裕新认为男性乳房肥大症分2型：肝郁痰凝型，用疏肝解郁，化痰散结法治疗；肾阳亏虚型，用温补肾阳，化痰通络法治疗。治愈8例，好转2例，无效2例。罗跃东认为男性乳房肥大症分肝郁脾虚型，用逍遥散治疗；肾精不足型，用六味地黄汤治疗；气滞血瘀型，用血府逐瘀汤治疗；痰阻气滞型，用三子养亲汤治疗。均以淫羊藿15～30g为主药，温肾助阳，2个月后，治愈6例，好转3例，无效1例。

②从肝论治：张宗建等以疏肝化痰法，治疗乳房肥大症3月，治愈44例，显效15例，无效1例。邹定华认为病位在肝，病机为肝失条达，气机阻滞，以疏肝理气法治疗1～5个月，治愈52例，显效7例，无效3例。

③从肾论治：周兴忠以羊藿消瘰汤调补阴阳，化痰活血，软坚散结，治疗10～45天，16例均痊愈。孙红君以补肾消核汤补肾疏肝，理气行瘀，化痰散结并行，药证相符，治愈26例，好转2例，无效1例。

④从肝肾论治：陈英等以疏肝温肾法，治愈21例，显效42例，好转19例，无效5例。钱小强认为此症多由肾气不充，肝气郁结，结阻乳络而成，用消瘰汤治疗2个月，治愈18例，显效8例，好转2例，无效2例。曾平安自拟乳病清消汤以补益肝肾，养血柔肝，理气化痰，散结消核，治愈7例，好转3例，无效1例。

（2）药膏外敷及内外合治

刘桂英认为男性乳房肥大症因为血亏肝郁、气滞夹痰凝结而成，用鸡骨膏加芒硝冰片外敷以活血补血，消核散结。用时加温融化，摊在棉布上，加芒硝 5g，冰片少许放至膏药中间敷贴患处，显效 41 例，有效 12 例，无效 4 例。文建国等将小金片捣成泥后外敷患处。13 例患者均愈，最少外敷 3 次，最多外敷 6 次。周仕萍来用内外合治法，小金丹内服，以软坚散结，破瘀通络，祛痰化湿，消肿解毒；外敷自制红消炎膏，具有消肿止痛，清热解毒的作用，治愈 30 例，显效 12 例，无效 5 例。朱宝贵用补肾活血消乳方，外用化瘀消积膏外敷，15 例显效，5 例有效，2 例无效。

（3）针刺治疗

郭英民选用 28 号 1 ～ 1.5 寸毫针对有肿块的男性乳房肥大症患者进行治疗，在肿块四周（上下左右各 1 寸处），向肿块方向平刺入约 1 寸，但不刺入肿块中。常规刺足三里、三阴交，平补平泻，留针 30 分钟，每日 1 次，8 次为 1 个疗程，3 天后行第 2 个疗程。烦躁易怒者加刺太冲。取肿块四周阿是穴，采用围刺法，可疏通局部气血经络，软坚散结。刺足三里谓之上病取下，以畅阳明经气，针三阴交可调补肝肾，诸穴合用，可标本同治。治愈 38 例，有效 21 例，无效 3 例。

（4）中西医结合治疗

周家萍采用中西医结合诊治男性乳房肥大症 30 例。中医方面，自拟消疬方为主，在治疗上以疏肝理气，补益肝肾为本病治则，再视发育期和中老年期不同阶段，则又以化痰软坚，填精益髓分别施治。西医方面，选用三苯氧胺。三苯氧胺是雌激素受体的拮抗药，其可竞争性地与乳腺组织上的雌激素受体结合，阻断过高雌激素对乳腺组织发生作用，具有较好的镇痛和散结作用，从而达到消除乳房肿块的疗效。陈长宽认为病机在于肾虚痰瘀，用乳疬汤以补肾祛瘀，化痰散结，治疗 30 天，并用甲基睾丸素 5mg，每日 2 次，舌下含服或口服（一般用半月左右）以增加体内男性激素水平。维生素 E100mg，每日服 1 ～ 2 次，可较长时间服用。治愈 38 例，有效 11 例，无效 3 例。

目前，非手术治疗方法在女性乳房肥大症的临床治疗中效果有限，但为男性乳房肥大症患者的病因治疗提供了有针对性的治疗方案，不容忽视。建议在采用非手术治疗方法时参考男性乳房肥大症的评估与治疗流程（图 1）。

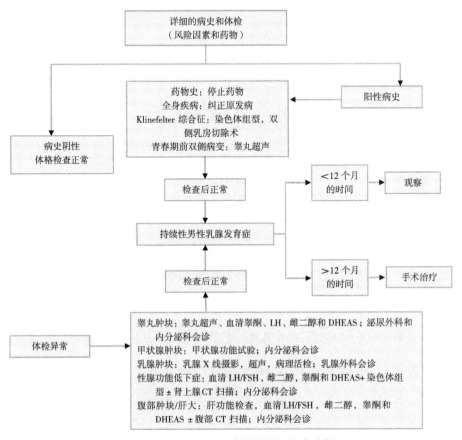

图 1　男性乳房肥大症的评估与治疗流程

（资料来源：Foad Nahai. 美容外科学 . 曹谊林，祁佐良，译 . 2 版 .

北京：人民卫生出版社，2014.）

9. 必须重视乳房肥大症患者的心理治疗

乳房肥大常常使女性感觉苦恼，产生社会心理问题，尤其是对于青少年和老年女性。Netscher 等的研究表明，与体重超重相比，乳房肥大对人们的生理和社会心理的影响更大。乳房肥大必定伴有不同程度乳房下垂，使女性体形受到很大影响。乳房过于肥大的患者会产生自卑感、厌恶感，而且选择内衣、外装时也非常受限。需要注意的是，乳房是女性的象征之一，因此在手术治疗之前需要将患者的精神因素考虑在内，术前要有充分的时间冷静地与患者商量手术结果及可能出现的并发症。对年轻女性要特别注意，因为她们对术后大多有一种"几乎没有瘢痕，乳头乳晕的感觉和哺乳功能要能够完全正常"的期待。

多数年轻人担心手术切口影响美观，产生一定的心理负担，因此关注乳房肥大症患者心理健康不仅是一个医学问题，也是一个社会问题。国内一项对男性乳房肥大的心理调查结果表明（表1），青年患者心理压力明显大于老年患者，青年患者与老年患者均主要担心疾病复发与癌变，此外青年患者相对老年患者心理状态还突出表现在羞于看医师，自我形象紊乱和学习、工作压力大，害怕周围人知道，焦虑紧张等。而老年患者，特别是家庭贫困者，还担心治疗的费用问题。因此，应针对青年患者与老年患者不同的心理特点、从不同角度、不同层面对青年患者及老年患者进行心理护理，以缓解心理压力，促进身心健康。

表1 男性乳房肥大症青年组与老年组不同心理状态比较

心理状态	青年组 （n=36）		老年组 （n=24）	
	例数	百分率 （%）	例数	百分率 （%）
焦虑紧张	26	72.2	6	25.0
自我形象紊乱	30	83.3	7	29.2
害怕周围人知道	29	80.6	8	33.3
担心癌变	36	100	20	83.3
担心疾病复发	36	100	21	87.5
羞于看医师	33	91.7	8	33.3
学习工作压力大	30	83.3	4	16.7
担心医疗费用高	5	13.9	19	79.2

（数据来源：苏立平，杨晓红，闫艳芳.不同年龄阶段男性乳房发育症患者心理分析.河北医药，2011，33（21）：3316-3317.）

参考文献

1. 王炜.整形外科学.杭州：浙江科学技术出版社，1999.

2. Denzer C，Weibel A，Muche R，et al.Pubertal development in obese children and adolescents.Int J Obes (Lond)，2007，31 (10)：1509-1519.

3. 胡彦军，李芳琴，郭军，等.男性乳房发育症中医治疗进展.甘肃中医，2003，16 (11)：44-46.

4. 施裕新.辨证分型治疗男性乳腺异常发育症12例.江苏中医，1988 (9)：21.

5. 罗跃东.淫羊藿为主治疗男性乳房发育症.浙江中医杂志，1999 (11)：34-47.

6. 张宗建，董家祥，农新红.疏肝化痰法治疗男性乳房发育症.山东中医杂志，1999，18 (2)：72.

7. 邹定华. 逍遥散加味治疗男性乳房发育症. 甘肃中医, 1994, 7 (6): 35-36.

8. 周兴忠. 羊藿消瘰汤治疗男性乳房发育症疗效观察. 河北中医, 2001, 23 (9): 685.

9. 孙红军. 补肾消核汤治疗男性乳房发育症29例. 浙江中医杂志, 1996, 31 (8): 344.

10. 陈英, 楼丽华. 疏肝温肾法治疗男性乳房发育症87例. 浙江中医学院学报, 1996, 20 (4): 17.

11. 钱小强. 消疬汤治疗男性乳房发育症30例. 实用中医药杂志, 1999, 15 (6): 38.

12. 曹平安. 男性乳房发育症治验. 河南中医, 1996, 16 (4): 236.

13. 刘桂英, 李玲. 鸡骨膏加芒硝冰片治疗男性乳房发育症57例. 辽宁中医杂志, 1999, 26 (1): 22.

14. 文建国, 候晓. 小金片制膏外敷治男性乳房发育症. 山西中医, 1994, 10 (5): 35-36.

15. 周仕萍. 内外合治男性乳房发育症58例. 浙江中医杂志, 1997, 32 (1): 37.

16. 朱宝贵. 中药内服外敷治疗男性乳房发育症22例. 浙江中医杂志, 1994, 29 (8): 345.

17. 郭英民. 针刺治疗男性乳房发育症62例. 陕西中医函授, 2000 (4): 14-15.

18. 周家萍. 中西医结合治疗男性乳房肥大症30例. 河南中医, 2005, 25 (6): 49-50.

19. 陈长宽. 中西医结合治疗男性乳房发育症52例. 实用中医药杂志, 2000, 16 (2): 23.

20. Foad Nahai. 美容外科学 . 曹谊林，祁佐良，译 . 2 版 . 北京：人民卫生出版社，2014.

21. Netscher DT，Meade RA，Goodman CM，et al.Physical and psychosocial symptoms among 88 volunteer subjects compared with patients seeking plastic surgery procedures to the breast.Plast Reconstr Surg，2000，105（7）：2366-2373.

22. 藤野丰美 . 乳房整形外科 . 陶宏炜，郭恩覃，译 . 上海：上海科学技术文献出版社，2001.

23. 苏立平，杨晓红，闫艳芳 . 不同年龄阶段男性乳房发育症患者心理分析 . 河北医药，2011，33（21）：3316-3317.

乳房肥大症治疗主要依靠手术

10. 关注乳房肥大症的术前检查

目前对乳房肥大症以外科治疗为主，以去除乳房多余腺体及脂肪组织，从而缩小乳房体积，达到正常乳房的形态及大小为目标。认真考虑患者寻求乳房缩小的原因，进行全面的身体检查和乳房专科检查对于医师评估乳房肥大症患者病情、选择治疗方法非常关键。

（1）应询问患者个人及家族乳房疾病与手术史，完善全身体格检查，排除心、血管、肝、肾、肺等器官的器质性疾病。

（2）血常规、血生化、尿常规、感染四项、凝血功能、心电图、呼吸功能及 X 线检查等，对患者全身情况做出评价。

（3）对于没有控制的高血压病、胰岛素依赖的糖尿病、垂体功能障碍、甲状腺功能障碍，以及严重的贫血患者等，不宜进行手术。

（4）对肥胖患者应尽可能地减轻体重，这样手术操作时才会更容易，且手术并发症的风险也会减少。

（5）绝不能忽视乳房恶性肿瘤的可能性。术前进行全面专科辅助检查，包括乳腺 X 线、乳房超声或 MRI 以及乳腺癌易感基因（BRCA）检查。随机对照试验数据表明，乳房 X 线检查是降低乳腺癌患者死亡率的唯一筛查工具。美国癌症学会乳腺癌早期检测指南推荐健康女性应从 40 岁开始每年进行 1 次乳房 X 线检查，40 岁或以上女性每年应进行 1 次临床乳腺检查（clinical breast examination，CBE），20 ～ 40 岁的女性应每 3 年检查 1 次。乳房 X 线检查曾被认为敏感性低，由于乳腺密度不同、多中心性和多灶性病变的存在，恶性肿瘤漏诊率可能高达 35%。虽然乳房超声检查能为乳房 X 线检查提供辅助信息，并可以引导活检术，但乳房超声检查被证明是不及乳房 X 线检查的筛查工具，主要是因为乳房超声检查的假阳性率高，受操作者经验的影响较大，没有标准化方案，而且不能探测到微小钙化灶。美国癌症学会建议部分女性除了进行乳房 X 线检查，还要进行乳房 MRI 检查，特别是对于那些有明显家族史或遗传倾向的女性，如果存在 BRCA 突变可能性患者，MRI 较乳房 X 线检查、乳房超声检查和临床乳腺检查更敏感。对于硅胶假体置入隆乳术后女性的癌症检测更具挑战性，因为硅胶诱导的乳腺病可能会被误诊为恶性变化，反之亦然。在这种情况下，MRI 可区分硅胶假体植入后乳腺病变和恶性肿瘤。

虽然乳房增大男性中仅 1% 诊断为癌症，但是男性乳癌占乳癌发病总数的 1%。高雄激素水平预示男性患乳癌的倾向。Klinefelter 综合征乳房肥大的男性患乳癌的风险是其他乳房肥大男性的 58 倍。乳癌好发于单侧，远离乳头乳晕复合体的部位。体格检查、乳房 X 线检查、乳房超声检查用以普查，高度怀疑者应进行活检。男性乳房发育症的患者需做血清睾酮、雌激素、促黄体生成素（luteotropic hormone，LH）、促卵泡激素（follicle-stimulating hormone，FSH）、泌乳素、人绒毛膜促性腺激素(human chorionic gonadotropin，HCG）检测，以及肝、肾功能及甲状腺功能检查。如有疑问还应做其他检查，例如睾丸超声及腹部 CT 检查等。

（6）了解患者的心理状况，如有心理障碍或家属对患者进行乳房整形手术的心理准备不足时，不宜手术。

（7）乳房局部检查也很重要，患者应站立或坐位检查，包括乳房局部检查，有无肿块，乳头乳晕复合体位置是否有改变，是否有分泌物，敏感性是否下降，以及腋窝、锁骨上窝和锁骨下窝淋巴结检查。有些患者由于过重的乳房牵拉造成支配乳头乳晕皮肤区的神经受损，可能会造成乳头乳晕感觉减退。

（8）应仔细检查乳房的皮肤，以发现既往手术切口瘢痕和其他皮肤改变，这些应于术前向患者指出。瘢痕对术前设计、皮瓣蒂的选择和皮肤切除的范围都很重要，一些细小的瘢痕或皮肤皱褶如被忽视，术后可能会变得更明显。

（9）乳房测量：记录乳头位置、乳头间距离，乳头与胸骨切迹中点的距离，乳头与锁骨中点的距离；测量乳房下垂的程度，即乳头下降离乳房下皱襞中点的距离；测量乳房中点的胸围、乳头及乳晕的直径。可以通过这些数据评估乳房的对称性及双侧乳房大小的细微变化。

（10）预测切除量：Appel 等回顾分析了 348 例行双侧乳房缩小整形术的患者。他们对乳房切除重量与胸骨切迹到乳头距离（SNN）、乳房下皱襞到乳头距离（IMFN）以及体重指数的关系进行了评估。Appel 等认为去除组织量与 SNN（$R=0.672$，$P < 0.001$）、IMFN（$R=0.467, P < 0.001$）、BMI（$R=0.510, P < 0.001$）相关。经过分析，合并这三个高度相关的参数，归纳出乳房切除预测量公式：预测切除组织量 =40（SNN）+24.7（IMFN）+17.7（BMI）−1443。他们得到结论，乳房缩小整形术患者的切除组织量与 SNN、IMFN 和 BMI 高度相关，综合考虑这三个因素，预测切除组织量会更准确。

11. 明确乳房肥大症手术治疗的内容及原则

（1）手术治疗内容

①乳头乳晕的向上移位及整形。

②切除松弛且多余的乳房皮肤、皮下组织，形成半球形的乳房外被。

③切除过度增生的乳腺组织，矫正下垂的乳房，形成半球形的乳房实体。

④对于轻度及中度肥大的青春型乳房肥大，应尽可能保留腺体导管的畅通及完整，以保证乳房的泌乳功能。

（2）手术原则：乳房缩小整形手术的原则是使肥大及下垂的乳房经过手术以后，达到外形及功能良好的目的。

①术后乳房大小合适、位置正常。

②术后乳房为半球形，形态良好，两侧对称。

③术后乳房质感良好，具有正常乳房组织的弹性。

④乳头乳晕大小适中，位置、方向正常，两侧对称，感觉良好。

⑤皮肤切口隐蔽、瘢痕少，没有局部凹陷性畸形或乳房扭曲畸形。

⑥尽可能保留乳房的泌乳功能。手术方式的选择应遵循以下原则：对于胸骨切迹距乳头距离较大者，不宜应用上蒂瓣乳房缩小整形术。同样，乳房下皱襞至乳头距离较大者不宜采用下蒂瓣乳房缩小整形术。如果胸骨切迹至乳头距离小于38cm，可以应用垂直短瘢痕技术。如果乳头至乳房下皱襞距离大于22cm，实施下蒂瓣或中央隆起技术较困难。针对乳头至胸骨切迹距离超过

40cm 患者，可考虑 Wise 切口乳房下极切除，结合乳头游离移植或即刻乳头再造，后期行文饰技术乳晕再造的方案。

乳房缩小整形术不容易达到尽善尽美的效果。女性乳房是有半流动性的实质性组织，随着体位改变而有不同的美学效果。只有具备丰富经验的整形外科医师，经过多次手术实践，才能使乳房缩小术达到较理想的效果。

12. 单纯抽吸法是脂肪较多、乳房下垂不严重的女性乳房肥大症患者的首选治疗方法

单纯的吸脂术是一个有效的乳房缩小方法，主要用于治疗由过度肥胖导致的乳房内脂肪增多的乳房肥大（图2）。抽吸切口多选择在乳房下皱襞、腋窝或乳晕边缘。如果在乳晕上方进行吸脂术，可以提升乳头，但是会影响上极丰满度，乳房会变得更平，加重乳房下垂。吸脂术的并发症风险较低，乳头坏死的可能性较小，感觉和哺乳能力更易被保留。乳房吸脂术适合于脂肪较多、下垂不严重的乳房肥大者，对于以腺体增生为主的乳房肥大症或乳房下垂明显的乳房肥大者不适合吸脂术。

与手术切除相比，此种术式切口瘢痕小，不影响哺乳，并能有效地去除乳房多余的脂肪从而达到乳房缩小的目的。同时，在术后乳房部位的皮肤可借助自身的弹性回缩，可以改善质地松软的乳房形态。通常认为，乳房单纯抽吸术仅能将乳房皮下脂肪抽

吸出体外，腺体组织却很少能够被一同吸出。Alan 总结经验提出，抽吸法适用于乳房形态良好、脂肪增生为主、乳房皮肤质地良好的轻度增大患者，且抽吸法更适用于单侧乳房肥大和绝经前乳房肥大的患者。抽吸法常见的并发症有血肿及血清肿，要求术中严格无菌操作，术后加压包扎，避免并发症的发生。

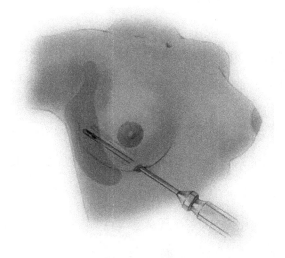

图 2　单纯抽吸法

随着医疗设备的发展，超声吸脂被应用于巨乳缩小的治疗，且相较于传统吸脂术可吸出更多的腺体组织。马俊鸿报道了超声波去脂技术应用于巨乳缩小，利用利多卡因对切口处局部麻醉，由切口置入超声波探头，对乳房组织进行震击，成为乳状液体流出体外后由吸引器吸尽，并使用超声波探头刺激乳房皮肤使其收缩。超声波手术的最大一个优点就是能够对脂肪组织进行有选择性的破坏，保证患者的血管、乳腺组织以及神经组织等，适用于乳房脂肪组织堆积较为明显而乳腺腺体增多不显著的患者，尤其是中年偏胖的女性患者。另外，振动吸脂技术、水动力吸脂技术都可应用于单纯抽吸法乳房缩小术。

临床上对于乳腺腺体增生及脂肪增多的混合型巨乳症，可采用单纯抽吸法与手术切除法相结合的治疗方法。

13. 男性乳房肥大症手术治疗方式的演变及发展

原发性男性乳房肥大一般能自行消退，一旦诊断是非生理性原因的男性乳房发育，或男性乳腺持续发育长达 12 个月时，即使进行药物治疗，往往也会发展为不可挽回的致密纤维化和玻璃样变。因此，手术仍是标准处理方法（表 2）。

表 2　男性乳房肥大症外科手术技术的演变

时间	发明者	手术方法
1946	Webster	半圆形乳晕内切口（中间切除锥形乳腺组织块，周围逐渐变细，在乳晕下对合脂肪）
1964	Barsky and Simon	乳晕内倒 Ω 切口（改善乳晕面下方的暴露）
1966	Pitanguy	水平经乳晕 / 乳晕内切口（改善暴露，容易剥离和止血）
1969	Letterman and Schurter	乳晕上缘切口和皮肤切除（适用于中度到重度的男性乳房肥大症，切除多余皮肤，乳头向上移位）
1972	Letterman and Schurter	单真皮蒂和斜行切口乳头转位（乳头向内侧上方移位）
1972	Pers	垂直双蒂和横切口乳头移位
1973	Simon	切除多余的皮肤 / 乳腺组织，乳头游离移植（切除位置为乳头周围椭圆形）

续表

时间	发明者	手术方法
1974	Eade	乳晕内放射状切口
1974	Wray	切除多余的皮肤／乳腺组织，乳头移植和乳房下皱襞瘢痕（乳腺组织／皮肤整个切除加上乳头游离移植；乳房下皱襞瘢痕与新乳头位置不连续）
1978	Balch	经腋下入路（腋下 5cm 切口）
1978	Artz and Lehman	真皮蒂
1979	Davidson	同心圆技术（半圆作为真皮蒂；剩下的一半和乳腺组织切除）
1981	Fara	单独上真皮蒂
1982	Huang	改良同心圆技术（无真皮蒂；乳头／乳晕周围的"苹果核血供来自胸壁"）
1983	Teimourian and Perlman	SAL 加切除（SAL 用于周边，平滑轮廓）
1986	Mia dick	SAL
1987	Rosenberg	SAL（SAL 用于抽出乳房的脂肪组织和致密腺体组织，如用较小的 2.4mm 吸脂针来有效地抽出致密乳腺组织）
1987	Couriiss	SAL（应用于特定的乳房以脂肪为主的患者，乳头／乳晕位置较好）
1994	Samdal	SAL
1994	Abramo	SAL（腋窝入路行脂肪抽吸）
1998	Smoot	偏心皮肤切除和荷包缝合
1998	Ohyama	内镜经腋下入路
1998	Bona	环乳晕皮肤和 SAL（用于重度男性乳房肥大）
1998	Rohrich, Beran and Kenkel	UAL（对 UAL 技术的回顾，成功地应用于所有三个男性乳房肥大的分级）
1999	Chiu	风车技术
1999	Gingrass	UAL（UAL 在大多数男性乳房肥大类型中都效果显著）

注：SAL：负压的脂术。

（数据来源：Foad Nahai. 美容外科学. 曹谊林，祁佐良，译. 2 版. 北京：人民卫生出版社，2014.）

负压吸脂术（suction assisted lipoplasty，SAL）有辅助作用，也有人主张将其作为治疗的首要模式。但是当用 SAL 治疗严重病例或乳腺主要由纤维组织构成的病例时会受到限制。超声辅助吸脂术（ultrasound assisted lipoplasty，UAL）在处理致密的纤维性脂肪代谢障碍有机械方面的优势，能扩大吸脂术在男性乳房肥大症中处理的作用。目前 UAL 技术已经被进一步改进，包括肿胀液皮下浸润、UAL 和吸出、SAL 轮廓塑形三个阶段。动力辅助吸脂术（power assisted liposuction，PAL）为治疗纤维性更严重的男性乳房肥大症提供了有效的方式。也有报道用长脉宽（1064nm Nd：YAG 激光）分解脂类，从而治疗男性乳房肥大症。但无论使用什么技术治疗纤维型的男性乳房肥大，都需要积极的手术治疗方法。手术治疗方法可根据乳房肥大的量和特征，以及下垂程度来选择（表 3）。

表 3　男性乳房肥大症的分类及处理

| 分类 | 处理 | |
	组织类型	治疗
Ⅰ级	轻度乳房肥大（乳腺组织＜ 250g），无下垂	
Ⅰ A	主要为腺体[a]	UAL 或 SAL
Ⅰ B	主要为纤维性[a]	UAL 或 SAL
Ⅱ级	中度乳房肥大（乳腺组织 250 ～ 500g），无下垂	
Ⅱ A	主要为腺体[a]	UAL 或 SAL
Ⅱ B	主要为纤维性[a]	UAL 或 SAL

续表

分类	处理	
	组织类型	治疗
III级	重度乳房肥大（乳腺组织＞500g）， I度下垂，腺体或纤维性[a]	UAL，6个月后分期切除[b]
IV级	重度乳房肥大（乳腺组织＞500g）， 伴II度或III度下垂，腺体或纤维性[a]	UAL，6个月后分期切除[b]

注：[a] 脂肪和腺体组织通过乳头 – 乳晕复合体下方内侧、外侧的夹捏试验确定；[b] 下垂的乳房皮肤和（或）乳腺实质的延期切除在 UAL 后 6～9 个月进行，实现皮肤的最大回缩。

（数据来源：Foad Nahai. 美容外科学. 曹谊林，祁佐良，译. 2 版. 北京：人民卫生出版社，2014.）

　　另外，男性在大量减肥后其胸部会发生变化，包括皮肤和软组织多余、扁平、乳房下皱襞下移、外侧胸壁轴卷、乳头下降内移、乳晕增大和假性男子女性型乳房。选择术式必须考虑皮肤、脂肪和腺体组织间的相对量、乳头位置、患者和医师的倾向，以及重度患者是否愿意以较长瘢痕换取更好的胸部外形（表4）。极严重畸形患者的乳头乳晕复合体需做长距离乳头重置者，可通过真皮腺体蒂或游离乳头移植完成悬吊。

表4　大量减肥后假性男子女性型乳房分类及术式

分级	说明	治疗
I a	皮肤和脂肪轻度多余； 乳头乳晕复合体轻度改变； 乳房下皱襞正常； 无外侧胸壁轴卷畸形	吸脂术
I b	皮肤和脂肪轻度多余； 乳头乳晕复合体轻度改变； 乳房下皱襞正常； 有外侧胸壁轴卷畸形	吸脂术＋直接切除外侧胸壁轴卷畸形

续表

分级	说明	治疗
II	乳头乳晕复合体及乳房下皱襞低于理想位置；有外侧胸壁轴卷畸形；上腹部轻度松弛	游离乳头移植重建术
III	乳头乳晕复合体及乳房下皱襞低于理想位置；有外侧胸壁轴卷畸形；上腹部明显松弛	游离乳头移植重建术

（数据来源：James C.Grotting. 麦卡锡整形外科学：第五分卷乳房. 范巨峰，江华，译. 北京：人民卫生出版社，2015.）

经过几十年的发展，随着生活水平提高，人们对美学要求相应增高。传统的手术方法逐渐被整形外科手术的方法所替代，目前大体可分为三类：①锐性切除法；②单纯吸脂法；③吸脂术加锐性切除法。Samdal 等提出，对所有的男性乳房肥大症患者，均可首先使用吸脂，再根据吸脂后乳腺组织剩余的量决定是否加用锐性切除法切除剩余的乳腺组织。Colonna 比较了腺体切除、吸脂术和吸脂术联合腺体切除三种方法，并认为联合方法最有效，美容效果最好。

14. 负压抽吸法男性乳房肥大症矫正术

负压抽吸法男性乳房肥大症矫正术的手术步骤见图 3。

（1）术前划线定位：站立位或坐位，画出能明显看出或扪及的肥大乳房的范围，注意在画出的乳房边缘外再标出宽 1 ～ 3cm 的过渡区。切口取在乳房下皱襞下 2 ～ 3cm 与腋前线交点处，长 0.5 ～ 1.0cm，注意两侧对称。此切口比腋窝切口容易操作，且利于术后引流。

（2）体位：平卧位，双上肢外展于侧台。常规消毒、铺无菌单。

（3）麻醉：全麻或局部肿胀麻醉。

①全麻者：需局部注射含肾上腺素的生理盐水（生理盐水 1000ml＋肾上腺素 1 ～ 2mg。）

②局部肿胀麻醉：切口用 1% 利多卡因（含 1 ∶ 100000 肾上腺素）局部浸润麻醉，然后手术区域均匀注射肿胀液（生理盐水 3000ml ＋ 2% 利多卡因 100ml ＋肾上腺素 3mg）。从切口向乳房区域逐步注射肿胀液，注意分层均匀注射，一般一侧注射量在 700 ～ 1000ml。

（4）抽吸：自切口插入吸脂针，先深层后浅层均匀抽吸，抽吸中要注意保持皮下一定厚度的脂肪组织，注意过渡区抽吸，保持术区与周围的平整衔接。

（5）术后处理：用棉垫加压包扎。1 周后改用弹力绷带或穿弹力背心，持续 2 个月。

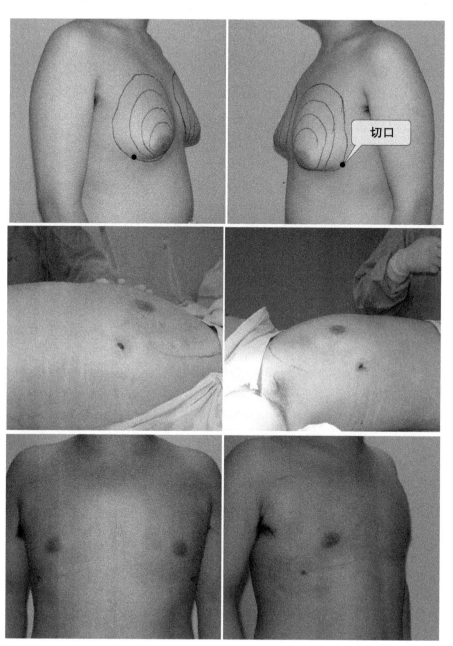

切口

图 3　负压抽吸法男性乳房肥大症矫正术

（6）注意事项

①抽吸时动作应轻柔，尤其是在胸骨旁、乳房外上象限近腋窝处，以及乳头乳晕区，避免损伤较大穿支血管，造成出血。

②要注意乳房外侧及侧胸壁的抽吸，避免造成术后正位外观的不美观。

③局限的乳腺增生不是用负压抽吸法治疗男性乳房肥大症矫正术的绝对禁忌证，通过过度抽吸的方法，可以达到男性乳房平整外观的目的。

④切口不必缝合过紧，以利引流。渗出减少后，改用弹力背心加压塑形至少2个月。

15. 女性乳房肥大症手术治疗技术演变

乳房缩小手术最早可以追溯到公元前7世纪，Paulus Aegenita详细描述了第一个手术治疗男性乳腺肥大的病例。第一例女性患者乳房缩小整形术由Dieffenbach在1848年完成，通过乳房下皱襞切口去除了乳房下2/3。19世纪后期，Ponsson描述了乳房上部楔形切除术，同时解决了乳房组织过多和下垂问题。19世纪末到20世纪初，出现许多乳房缩小的手术方法，主要用于矫正乳房下垂。去除乳房组织和皮肤的各种技术被广泛采用。在1909年Morestin以前，缩小乳房的重点在于去除组织量，但不怎么关注乳头位置或存活。

20世纪前期，出现了多种技术来移动乳头乳晕复合体，并缩小乳房体积。Thorek于1922年报道的乳房缩小术包括乳房下极切除和乳头游离移植，此术式被改良后至今仍然用于巨大乳房缩小整形。1923年，Aubert报道了他的乳房缩小术：乳头移位，强调去除皮肤量的最小化以保证血供。1925年Passot提出将乳头乳晕复合体向上方移位至预设计的圆孔状皮肤切口，术后不遗留垂直切口瘢痕。

20世纪20年代末30年代初，乳房缩小术取得进一步发展。Schwarzmann认为，如果在乳头乳晕复合体周围保留环形真皮组织，将有利于保护血供，提高乳头乳晕移位成功率。这项创造性理念成为现代乳房缩小术的先驱，直到今天乳头乳晕的处理方式也是在此基础上发展而来。乳房缩小术历史上另一个先驱是Biesenberger，他是第一个开展"根据乳房组织蒂决定切除皮肤量"的技术。运用带蒂腺体瓣和真皮瓣的办法保证乳头乳晕血运的前提下，对腺体进行广泛切除，对现代乳房成形术的发展起了巨大的促进作用。

20世纪40年代至50年代，Aufricht、Barnes和Penn提出术前设计理念，使乳房缩小整形技术得以进一步完善。1949年，Aufricht特别强调在乳房组织切除前进行几何设计，而不能在术中随意切除，并强调乳房缩小整形术中皮肤悬吊的重要性。Barnes提出术前标记对于切除乳房组织的重要性。1955年，

Penn 提出乳头乳晕位置的审美概念，指出胸骨切迹距乳头理想间距为21cm，并且与双侧乳头间距相等。形成一个等边三角形。1956 年，Wise 将术前设计理念、几何学乳腺组织切除和乳头乳晕移位技术相结合，提出 Wise 乳房缩小术，最终形成一个倒 T 形切口瘢痕，该技术成为当时可靠性和可重复性最佳的手术方式，至今仍然常用。

20 世纪 60 年代至 70 年代，提出了大量改善组织蒂血运的不同术式。1960 年，Strombeck 提出了保留乳头乳晕复合体的水平双蒂乳房缩小术。1963 年，Skoog 报道了外上侧真皮乳腺组织蒂乳房缩小术。1971 年，Meyer 报道了以上方及双侧方皮瓣蒂做乳头、乳晕血运的 L 形乳房缩小成形术，开创了一个以乳房侧方入路术式的里程碑。1972 年，Mckissock 首创垂直双蒂真皮乳腺瓣蒂的术式。1973 年，Pitanguy 和 Weiner 提出了上方真皮乳腺组织蒂术式。1975 年，Orlando 和 Guthrie 设计出内上侧真皮乳腺组织蒂术式，可以保留乳房上极体积。1977 年，Courtiss、Goldwyn 和 Georgiade 改良了下蒂术式。

20 世纪 80 年代，乳房缩小整形技术在经历过去几十年的发展后逐渐形成了"金标准"，即结合 Wise 的皮肤切口与多种模式组织蒂结合，该术式结果可靠，可重复性良好，几乎适用于所有形态和大小的乳房。20 世纪 80 年代后，乳房缩小成形术基本上是对上述手术方式的改良，主要目的是保证乳头、乳晕的血运和感觉，减少术后瘢痕，保持乳房良好的外形及持久的效果。随着对乳房临床应用解剖学的深入研究，发现乳头乳晕的血运除真皮下血管网外，还有来自乳腺组织基底部的深动脉直接供应。

20世纪80年代和90年代，全球范围内的整形外科医师开始致力于发展短瘢痕和蒂在上方的乳房缩小术，如Lejour、Marchac、Peixoto、Goes和Benelli等。其中Lejour等的垂直切口乳房缩小成形术是欧洲最广泛推荐的方法。Beer等把T形瘢痕术式的设计方法巧妙地运用于lejour法中，克服了其比较难掌握的缺点，使其更加普及。Gusztav结合直线瘢痕术式和乳晕周围瘢痕术式，使术后可见的直线瘢痕进一步减少。Lassus、Marchac和Cynthia等通过改良减小和去除了横瘢痕，产生了单一垂直瘢痕技术。Benelli开创了一种主要以乳腺组织为蒂的环乳晕切口巨乳房缩小成形术。1985年，Hester设计了乳晕切口，乳头、乳晕血运主要通过腺体供给，切除周边腺体，创建了乳晕切口瘢痕乳房缩小成形术。1990年，Levet首先报道了乳晕切口纯乳腺腺体作为乳头乳晕血供的技术，术后乳头乳晕无血供障碍。乳晕切口乳房缩小成形术采用双同心圆切口切除皮肤，术后乳晕周围易出现宽大瘢痕，乳晕易扩大。1996年，Shin等改良乳晕切口技术，运用一个带有乳房下短小瘢痕的方法，克服了乳晕易扩大的缺点，乳晕周瘢痕亦得以改善。避免垂直切口瘢痕的方法，如Passot术式，在20世纪90年代和21世纪初被包括Lalonde、

Matloub 和 Pribaz 在内的许多医师"再次发现"。Hammond 乳房缩小 SPAIR 技术也是采用短切口瘢痕技术，但组织蒂位于下方，而几乎其他所有短瘢痕技术都应用上蒂或内上侧蒂。Meyer 认为通过改良，胸外侧切口乳房缩小成形术已成为术后瘢痕比较短的方法之一，其主要缺点是术后瘢痕显露于胸外侧，致使其广泛使用受到一定的限制。但对于胸部正中易出现瘢痕增生的我国女性，却具有实际意义。因为胸外侧皮肤较松弛，很少形成瘢痕，1989 年宋儒耀首先报道了此种适合我国女性的乳房缩小成形术。赵柏程等的横双蒂无垂直瘢痕成形术，瘢痕位于新乳房下皱襞线上，比较隐蔽，亦适合我国女性，但对于锁骨到乳头距离小于 20cm 者则不适用。这些技术有助于减少乳房下垂趋势，获得更佳的乳房外形，避免或最小化乳房瘢痕。

16. 女性乳房肥大症治疗手术技术分类方法多样

目前临床上有许多乳房缩小的术式，但尚无系统的分类方法，大体可有下述几种分类：

①按术后瘢痕形态分类：倒 T 形瘢痕、Y 形瘢痕、垂直短瘢痕、L 形短瘢痕、乳晕瘢痕、乳房下皱襞瘢痕等。

②按乳头乳晕移位方式分类：乳头乳晕带蒂移植、乳头乳晕游离移植。

③在带蒂移植的术式中根据真皮腺体蒂的来源分类：垂直双

蒂法、水平双蒂法、上蒂法、下蒂法、外侧蒂法、内侧蒂法、中央蒂法。

④按术式首创者命名分类：McKissock 法、Robbins 法、Lejour 法、Strombeck 法等。

这些术式分类的方法并非绝对的，临床中应用的术式多数是结合多种方法的优点而改良形成的。

参考文献

1. 王炜．整形外科学．杭州：浙江科学技术出版社，1999.

2. Sasco AJ，Lowenfels AB，Pasker-de Jong P.Review article: epidemiology of male breast cancer. A meta-analysis of published case-control studies and discussion of selected aetiological factors.Int J Cancer，1993，53（4）：538-549.

3. Lanitis S，Rice AJ，Vaughan A，et al.Diagnosis and management of male breast cancer.World J Surg，2008，32（11）：2471-2476.

4. Swerdlow AJ，Schoemaker MJ，Higgins CD，et al.Cancer incidence and mortality in men with Klinefelter syndrome: a cohort study.J Natl Cancer Inst，2005，97（16）：1204-1210.

5. Niewoehner CB，Schorer AE.Gynaecomastia and breast cancer in men.BMJ，2008，336（7646）：709-713.

6. James C.Grotting. 麦卡锡整形外科学：第五分卷乳房．范巨峰，江华，译．北京：人民卫生出版社，2015.

中国医学临床百家

7. Mathes SJ. Plastic surgery：Vol 6. Philadelphia：Elsevier，2006：539-584.

8. Jeffrey E Janis. Essentials of Plastic Surgery.Boca Raton：CRC Press，2007.

9. 亓发芝，顾建英，张学军，等 . 单纯抽吸法巨乳缩小术 . 中华医学美学美容杂志，2003，9（4）：200-202.

10. Lejour M.Evaluation of fat in breast tissue removed by vertical mammaplasty. Plast Reconstr Surg，1997，99（2）：386-393.

11. Gray LN.Update on experience with liposuction breast reduction.Plast Reconstr Surg，2001，108（4）：1006-1010.

12. Courtiss EH.Reduction mammaplasty by suction alone.Plast Reconstr Surg，1993，92（7）：1276-1284.

13. Matarasso A.Suction mammaplasty: the use of suction lipectomy to reduce large breasts.Plast Reconstr Surg，2000，105（7）：2604-2607.

14. 马俊鸿 . 探讨利用超声波去脂技术在巨乳缩小术（缩乳术）中的应用 . 临床医药文献电子杂志，2015，2（10）：1964-1965.

15. Foad Nahai.美容外科学 . 曹谊林，祁佐良，译 . 2 版 . 北京：人民卫生出版社，2014.

16. Courtiss EH.Gynecomastia: analysis of 159 patients and current recommendations for treatment.Plast Reconstr Surg，1987，79（5）：740-753.

17. Samdal F，Kleppe G，Amland PF，et al.Surgical treatment of gynaecomastia. Five years'experience with liposuction.Scand J Plast Reconstr Surg Hand Surg，1994，28（2）：123-130.

18. Colonna MR, Baruffaldi Preis FW, Ponzielli G, et al.Gynecomastia: diagnostic and surgical approach in the treatment of 61 patients.Ann Ital Chir, 1999, 70 (5): 699-702.

19. Gurunluoglu R, Gurunluoglu A.Paulus Aegineta, a seventh century encyclopedist and surgeon: his role in the history of plastic surgery.Plast Reconstr Surg, 2001, 108 (7): 2072-2079.

20. Dieffenbach JF. Die operative chirurgerie: Vol 2. Leipzig: Brockhaus, 1848: 370.

21. Pousson M, Michel X.Sur un cas de mastopexie. J Med Bordeaux, 1897, 27: 495.

22. Thorek M. Possibilities in the recognition of the human form. N Y Med J, 1922, 116: 572.

23. Aubert V.Hypertrophie mammaire de la puberte: resection partielle restauratrice. Arch Franco-Belg Chir.1923 (3): 284.

24. Schwarzmann E. Die technik der mammaplastik. Chirurg, 1930, 2: 932.

25. Biesenberger H. Eine neue method der mammaplastik. Zentrabl Chir, 1928, 55: 2383.

26. Aufricht G.Mammaplasty for pendulous breasts: empiric and geometric planning.Plast Reconstr Surg (1946), 1949, 4 (1): 13-29.

27. BAMES HO.Reduction of massive breast hypertrophy.Plast Reconstr Surg (1946), 1948, 3 (5): 560-569.

28. Penn J.Breast reduction.Br J Plast Surg, 1955, 7 (4) : 357-371.

29. WISE RJ.A preliminary report on a method of planning the mammaplasty.Plast Reconstr Surg (1946), 1956, 17 (5) : 367-375.

30. Strombeck JO.Mammaplasty: report of a new technique based on the two-pedicle procedure.Br J Plast Surg, 1960, 13:79-90.

31. Skoog T.A technique of breast reduction: transposition of the nipple on a cutaneous vascular pedicle.Acta Chir Scand, 1963, 126: 453-465.

32. Meyer R. "L" technique compared with others in mammaplasty reduction. Aesthetic Plast Surg, 1995, 19 (6) : 541-548.

33. McKissock PK.Reduction mammaplasty with a vertical dermal flap.Plast Reconstr Surg, 1972, 49 (3) : 245-252.

34. Pitanguy I.Surgical treatment of breast hypertrophy.Br J Plast Surg,1967,20(1): 78-85.

35. Weiner DL, Aiache AE, Silver L, et al.A single dermal pedicle for nipple transposition in subcutaneous mastectomy, reduction mammaplasty, or mastopexy. Plast Reconstr Surg, 1973, 51 (2) : 115-120.

36. Orlando JC, Guthrie RH Jr.The superomedial dermal pedicle for nipple transposition.Br J Plast Surg, 1975, 28 (1) : 42-45.

37. Courtiss EH, Goldwyn RM.Reduction mammaplasty by the inferior pedicle technique. An alternative to free nipple and areola grafting for severe macromastia or extreme ptosis.Plast Reconstr Surg, 1977, 59 (4) : 500-507.

38. Georgiade NG, Serafin D, Morris R, et al.Reduction mammaplasty utilizing an inferior pedicle nipple-areolar flap.Ann Plast Surg, 1979, 3 (3): 211-218.

39. 张旭东, 郭树忠. 乳房缩小成形术进展. 中华医学美学美容杂志, 2004, 10 (3): 189-192.

40. Lejour M, Abboud M, Declety A, et al.Reduction of mammaplasty scars: from a short inframammary scar to a vertical scar.Ann Chir Plast Esthet, 1990, 35 (5): 369-379.

41. Lejour M.Vertical mammaplasty and liposuction of the breast.Plast Reconstr Surg, 1994, 94 (1): 100-114.

42. Marchac D, de Olarte G.Reduction mammaplasty and correction of ptosis with a short inframammary scar.Plast Reconstr Surg, 1982, 69 (1): 45-55.

43. Peixoto G.Reduction mammaplasty: a personal technique.Plast Reconstr Surg, 1980, 65 (2): 217-226.

44. Góes JC.Periareolar mammaplasty: double skin technique with application of polyglactine or mixed mesh.Plast Reconstr Surg, 1996, 97 (5): 959-968.

45. Benelli L.A new periareolar mammaplasty: the "round block" technique. Aesthetic Plast Surg, 1990, 14 (2): 93-100.

46. Beer GM, Morgenthaler W, Spicher I, et al.Modifications in vertical scar breast reduction.Br J Plast Surg, 2001, 54 (4): 341-347.

47. Gulyás G.Combination of the vertical and periareolar mammaplasty.Aesthetic Plast Surg, 1996, 20 (5): 369-375.

中国医学临床百家

48. Graf R, Biggs TM, Steely RL.Breast shape: a technique for better upper pole fullness.Aesthetic Plast Surg, 2000, 24 (5) : 348-352.

49. Lassus C.A 30-year experience with vertical mammaplasty.Plast Reconstr Surg, 1996, 97 (2) : 373-380.

50. Hester TR Jr, Bostwick J 3rd, Miller L, et al.Breast reduction utilizing the maximally vascularized central breast pedicle.Plast Reconstr Surg, 1985, 76 (6) : 890-900.

51. Levet Y.The pure posterior pedicle procedure for breast reduction.Plast Reconstr Surg, 1990, 86 (1) : 67-75.

52. Shin KS, Chung S, Lee HK, et al.Reduction mammaplasty by central pedicle flap with short submammary scar.Aesthetic Plast Surg, 1996, 20 (1) : 69-76.

53. Lalonde DH, Lalonde J, French R.The no vertical scar breast reduction: a minor variation that allows to remove vertical scar portion of the inferior pedicle wise pattern T scar.Aesthetic Plast Surg, 2003, 27 (5) : 335-344.

54. Yousif NJ, Larson DL, Sanger JR, et al.Elimination of the vertical scar in reduction mammaplasty.Plast Reconstr Surg, 1992, 89 (3) : 459-467.

55. Movassaghi K, Liao EC, Ting V, et al.Eliminating the vertical scar in breast reduction-Boston modification of the Robertson technique.Aesthet Surg J, 2006, 26 (6): 687-696.

56. Hall-Findlay EJ.A simplified vertical reduction mammaplasty: shortening the learning curve.Plast Reconstr Surg, 1999, 104 (3) : 748-759.

57. 宋儒耀.适合中国妇女的巨乳缩小整形术.中华烧伤杂志,1989,5(1):1-3.

58. 赵柏程,钱利,周宇,等.横双蒂无垂直切口乳房成形术.中华医学美容杂志,2000,6(3):150-151.

59. 柳大烈,艾玉峰.美容外科学.北京:科学出版社,2003:424-425.

女性乳房肥大症治疗手术技术不断改进

近年来，学者们对乳房肥大缩小成形术的各类术式都进行了不同程度的改良，总的来说有以下几个方面：①乳头乳晕的定位标准、移位或移植方式的改变；②乳房皮肤切口设计的改变；③乳腺腺体切除的范围、部位及乳腺腺体和乳头乳晕蒂的改变；④切口缝合的形式。虽然乳房肥大缩小成形术的术式繁多，但都遵循以下基本原则：术后乳房大小适中，形态良好，双侧对称，乳房质感佳，具有正常乳房组织的弹性和良好的皮肤张力；术后乳头乳晕位置佳，感觉良好，最大限度保留泌乳功能；术后瘢痕数目少，短小且隐蔽；术后效果持久且并发症少；一次手术能修复，无需二次整复。

17. 改善乳房肥大症的症状是手术的主要目的

乳房肥大症的治疗首先是要缓解患者的症状，包括肩背部的疼痛、驼背及皮疹等。乳房缩小整形的主要目的是缓解症状并提高乳房肥大症女性的生活质量。Blongqvist 等研究乳房缩小术后患者的健康状况和生活质量，他们对 49 名 20 岁以上女性开展一项问卷调查，分别于术前、术后 6 个月和术后 12 个月进行评估。调查问卷包括四部分：第一部分评估头颈部、肩部、背部、胸部疼痛和乳罩肩带压痕；第二部分评估乳房大小和重量对身体姿势、睡眠、服装选择、异性关系和工作能力的影响；第三部分通过 1 ～ 6 级能量表评估术前预期与术后效果的对比；第四部分由一个国际健康相关的生活质量问卷组成，即 SF-36，此研究中针对瑞典女性进行标准化问卷。研究发现乳房缩小术后所有部位的疼痛显著改善（$P < 0.001$），切除乳房组质量平均为 1052g，症状改善持续到术后 12 个月。与乳房大小和重量相关的患者主要关注点是身体姿势和服装选择，除睡眠外，所有患者关注的问题显著改善（$P < 0.001$）。术后效果与患者的期望高度一致，在一些私密问题、女性特质、社会交往等方面，术后结果超出了术前的预期。术前，乳房肥大症患者的 SF-36 评分显著低于同龄女性组（$P < 0.001 \sim P < 0.05$，地区不同），提示与同龄的健康女性人群相比，乳房肥大症患者的生活质量较低。术后患者生活质量显著提高，在术后第 6 个月、12 个月评估中得到相同的结果，提示其生活质量得到长期改善。手术 1 年后，乳房缩小整形术患者与同龄健康女性之间 SF-36 评分无显著统计学差异，提示这些女性生活质量已恢复正常。

乳房切除组织量的多少与术后效果有着密切的关系，可以参考 Appel 等提出的公式：预测切除组织量 =40（SNN）+24.7（IMFN）+17.7（BMI）−1443 来进行初步估计。然而，尚未有一个统一的标准在术前衡量切除的组织量。Ben Strong 等通过对不同组织量切除的患者进行术前与术后的症状调查后，发现患者术后症状均有改善，而切除量较大的患者往往有更严重的术前症状，建议患者参与到切除组织量多少的决定中。结合患者的年龄、职业、诉求及严重程度等，临床医师可根据经验来决定乳房组织的切除量。然而在临床工作中，年轻医师由于经验的欠缺对切除量难以把握，因此寻求一个适合的方法来衡量乳房组织切除量是临床医师们努力的一个方向。

用下述方法来估计需要切除的乳房组织量也是可选择的方法：

（1）计算出患者的实际乳房体积

实际乳房体积 =250+50× 胸围差 +20× 超重体重

（2）计算符合患者体型特点的理想乳房体积

理想乳房体积 =2145.32−11.41× 身高（标准体重）

理想乳房体积 =1874.27−9.25× 身高（超重）

理想乳房体积 =9.07× 体重 −134.18

（3）实际乳房体积与理想乳房体积之差为估计需要切除的乳房组织量

需要切除的乳房组织量 = 实际乳房体积 − 理想乳房体积

18. 乳房及乳头乳晕术后形态是判断术后效果最直观的指标

乳房及乳头乳晕的术后外观是患者与临床医师判断手术效果的一个最直观的指标，包括乳房大小、外观、质地、乳头乳晕形态及位置等。Exner 认为，需严格依据各术式的适应证，结合术前精确设计、术中仔细操作，加之临床医师的丰富经验，术后效果一般良好，但远期效果尚不能确定。此外，Michelle Coriddi 等通过调查得出，对于肥胖型的巨乳症患者，术前进行减肥将获得更令人满意的乳房形态。

（1）皮肤切除模式的选择：从缩乳手术技术发展史上来看，一个皮肤切除模式往往是与一个特定的蒂联系在一起的，但两者应该分别考虑。大多数的皮肤和乳腺实质的切除模式可以和大多数的蒂联合进行。最终的瘢痕应反映所选择的皮肤切除模式，即一旦乳房形状确定后，如何处理多余的皮肤，去除了多少乳腺组织，从哪里去除的，剩余的组织是如何收拢的，这是对乳房进行塑形的主要内容。

①倒 T 形皮肤切除模式（图 4）

倒 T 形皮肤切除模式已经成为缩乳术的主流，其通常与下蒂有关。这个方法依靠皮肤来进行塑形，并固定住剩余的乳腺实质。随着垂直技术的问世，很明显并不总是需要去除乳房下皱襞上方所有皮肤。倒 T 形皮肤切除最适于那些乳房巨大或下垂明显的患者。

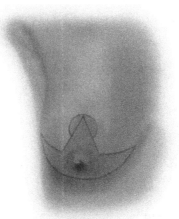

图 4　倒 T 形皮肤切除模式

②垂直皮肤切除模式（图 5）：

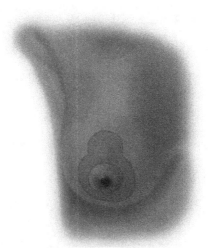

图 5　垂直皮肤切除模式

垂直皮肤切除方法经历了很长的时间才得到广泛认可。其不适用于所有的患者，但是可以拥有各种各样的乳房大小。倒 T 形模式是依靠皮肤来对乳房进行塑形的，而垂直模式是依靠乳腺组织来对皮肤塑形的。

一开始垂直皮肤切除局限于较小的缩乳术，但是现在已经被用于缩小乳房体积在 2000g 以上的手术。用垂直的方法进行乳腺实质的切除，能比倒 T 形法做出的乳房锥形更好。为了可以将肥大的乳房缩小更多，可以增加一个短的 T 形或 L 形来去除多余的皮肤，同时保留了垂直法的塑形优势。

垂直模式常与上方蒂有关，由于避免了重力的影响，能够将术后乳房形态维持得更长久。倒 T 形模式常和下蒂有关，下蒂的重量会拉伸皮肤，随着时间的推移出现突破基底或假性下垂的现象。

③外侧皮肤切除模式

单靠外侧皮肤和乳腺实质切除模式，如 Dufourmentel 和 Mouly 所述，会产生乳头乳晕复合体向内侧异位的效果。在缩小程度较大时，这种形状是不可接受的。当分别从皮肤、乳腺实质切除进行设计时，可以达到一个可接受的效果。使用各种各样的蒂切除组织，皮肤切除量向外侧逐渐减少。外侧的皮肤切除避免了内侧乳房下可能出现在倒 T 形模式切除中难看的瘢痕，但有时仍然会导致乳房向内侧移位和形状不美观。

B 技术（Regnault）是外侧切除的一个改进。其使用一个上蒂，外侧皮肤切除逐渐减少，留下一个 B 形的瘢痕。这个方法没有普遍被接受，因为设计方法过于复杂。

④环乳晕皮肤切除模式（图6）

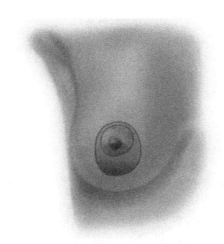

图6 环乳晕皮肤切除模式

随着对乳房解剖研究的深入，发现乳头、乳晕的血供除通过周围皮肤外，胸肩峰动脉、肋间动脉、侧胸动脉通过腺体亦是主要供血途径。1985年，Hester据此原理设计了乳晕切口，乳头、乳晕血运主要通过腺体供给，切除周边腺体，创建了乳晕切口瘢痕乳房缩小成形术。1990年，Levet首先报道了乳晕切口纯乳腺腺体作为乳头乳晕血供的技术，术后乳头乳晕无血供障碍。乳晕切口乳房缩小成形术采用双同心圆切口切除皮肤，其优点是保护了中央腺体，不破坏乳腺导管，术后泌乳功能良好，也不会造成乳头回缩，术中乳头易于转移，术后外形好。不足之处是适应证仅限于年轻、皮肤弹性好的女性，轻中度乳房肥大和下垂者，术后乳晕周围易出现宽大瘢痕，乳晕易扩大。Góes 使用可吸收和不可吸收网状布片来辅助维持重新排列的腺体形状。还可使用真皮作为悬吊带或支撑物，但真皮具有弹性，在张力下容易被拉伸，维持效果不持久。

⑤无垂直瘢痕的模式（图 7）

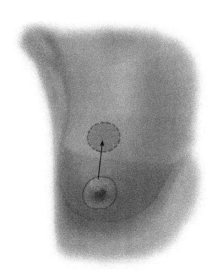

图 7　无垂直瘢痕的模式

对于避免垂直瘢痕的皮肤切除模式，大多数的医师会使用一种蒂较宽的下蒂形式。这非常适用于乳房体积非常大的缩乳术，但是即使乳腺实质重新排列塑形，乳房上极仍不够丰满，乳房突度不足。

（2）对剩余乳腺组织的旋转与折叠：为获得更好的乳房术后形态，肥大的腺体组织切除后对乳房形态如何重塑显得尤为关键。孙宝东等在应用双环法的基础上楔形切除外上侧腺体后，将腺体较多的外上象限旋转至乳晕上方，腺体较少的下极旋转至外侧，从而使得上极丰满且避免腋前区臃肿。王志明等利用螺旋形上升法叠加乳腺腺体蒂，从而获得良好的乳房形态。唐新辉提出对下垂的乳房利用乳腺外下象限瓣向内上方旋转固定，可以缩小乳房基底并重塑乳房挺拔外形。而蔡震对垂直上蒂瓣法进行改良时则提出，乳房多余组织切除后，对剩余组织不做旋转固定悬吊，保留乳腺组织自然状态分布，避免术后因乳腺组织牵拉而导致乳房形态改变，同时为避免切除过多乳腺组织采用术中逐步修剪乳腺组织，而非一次性整块切除。Tonguc Isken 等在采用环形切口联合倒 T 形切口的基础上，将乳房上极脂肪层完全折叠，从而使乳房上极饱满，但术后瘢痕明显。马乐参考以上改良方法后提出了对折叠腺体技术略加改进，将脂肪层分散叠加，选取薄弱点进行脂肪折叠缝合，术后有效避免了上极欠丰满和下极臃肿的问题。李凤对 Mckissock 法进行改良，保留乳房外上方部分腺体为共同蒂，并旋转折叠腺体，固定于乳晕下方，术后较好地保持了乳房圆锥形形态，但仍存在术后瘢痕明显及双乳稍不对称的缺点。

（3）真皮腺体蒂：乳房皮肤切口设计和腺体成形设计的演变都是为了在保证乳头乳晕血供和感觉功能的基础上获得完美的半球形乳房。根据目前对乳房血供的认识，乳房皮肤和腺体有来自浅层和深层以及两者网状交通构成的血供。因此无论设计什么样的切口和如何进行腺体蒂成形，均应以不破坏两套血管系统和网状交通为原则。

①水平双蒂（图8）

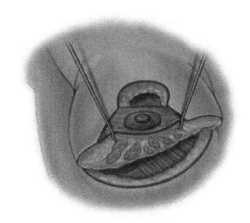

图8　水平双蒂

Strombeck 发明了横形真皮乳腺双蒂瓣手术。水平双蒂会把一个乳晕的外侧基底血供和一个内侧基底血供结合到一起。真皮蒂通常就足够了，但往往会造成乳头内陷。真皮腺体蒂可避免乳头乳晕内陷，但乳头乳晕的移位和乳房的塑形较为困难。

②垂直双蒂（图9）

Mckissock 首创垂直双侧真皮腺体蒂的术式。垂直双蒂法不仅保证乳头乳晕良好的血供，也使得乳头乳晕的移位和腺体的塑形更加容易，在20世纪70年代仍然是北美缩乳术的主要术式，但现在已很少应用。

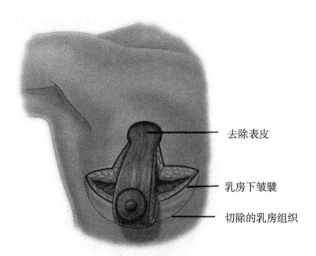

去除表皮

乳房下皱襞

切除的乳房组织

图 9　垂直双蒂

③下蒂（图 10）

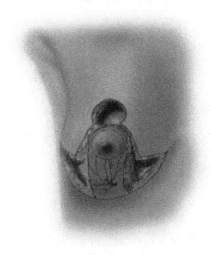

图 10　下蒂

垂直双蒂上部折叠后，发现对乳头乳晕的嵌入较为困难，且上蒂对乳头乳晕复合体的血供并不是必需的，单靠下蒂就能满足乳头乳晕血供，开始采用下蒂瓣法进行乳房缩小成形术。

④上蒂（图11）

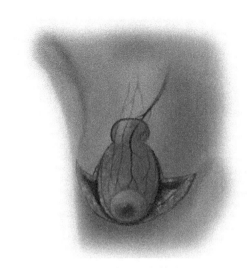

图 11　上蒂

虽然很多医师都喜欢下蒂，但上蒂也仍在使用，特别是在欧洲和南美。一些医生坚信，上蒂引起的下垂更轻，因为乳房下方大量的组织被去除。单靠上蒂乳头乳晕复合体也会有很好的血供，但是不那么容易嵌入。这个蒂常须被切薄，以方便嵌入，可能会对乳头乳晕的血供、感觉和哺乳功能产生影响。

⑤中央蒂（图12）

一些医师会调整下蒂，改为去除真皮部分，并把乳头乳晕复合体的基底做成中央蒂或后方蒂。这个蒂的基础和下蒂的血供一样——穿过胸大肌进入乳房的穿支动脉（通常位于紧靠乳房中线内侧几厘米的乳房下皱襞上方）。穿支动脉都会有伴行的静脉回流，这表明不需要依靠和其他蒂部设计同样多的真皮桥来实现静脉回流。

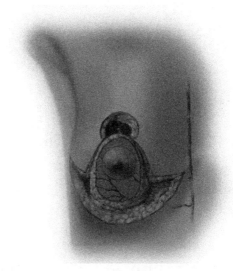

图 12　中央蒂

⑥外侧蒂（图 13）

正如垂直双蒂的双重血供是没必要的一样，水平双蒂的双重血供也是没有必要的。只用外侧蒂就能满足乳头乳晕复合体的血供，但外侧蒂没有下蒂应用广泛。

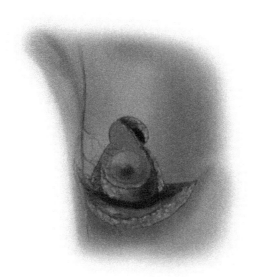

图 13　外侧蒂

⑦内侧蒂（图 14）

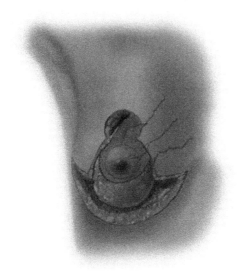

图 14　内侧蒂

内侧蒂有良好的血供，但由于乳头的神经支配来自第四肋间神经的外侧皮支，因此会影响乳头的感觉。

⑧乳头乳晕游离移植（图15）

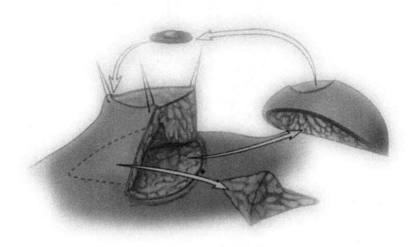

图15 乳头乳晕游离移植

完全切下乳头乳晕复合体，将其作为一个移植物进行替换。这是一个很好的方法，特别是针对不需要考虑感觉和哺乳功能的乳房肥大症患者。虽然乳头乳晕游离移植会损失一些乳头突出度，并可能导致一些不规则的脱色，但是美学效果通常都不错。使用乳头乳晕游离移植可以进行其他手术方式无法实现的乳腺实质大量切除。对非常巨大或乳头乳晕复合体特别长的乳房来说是个很好的选择。

（4）塑形网辅助技术及腺体悬吊技术（图16）：Góes发现

若要术后长期维持乳房理想的圆锥外观，则需要一种持久性的内部结构，提出应用聚乳酸羟基乙酸910材料制成的塑形网辅助乳房塑形，并对塑形网的材料不断加以改进。生物相容性好，且可吸收的人工材料是今后研究的一大热点。Daniel认为传统的仅靠丝线将乳腺上提固定于胸壁的方法术后乳房下垂概率较高，他于1995年利用一条胸大肌瓣将腺体下部托住，获得了良好的术后形态。此后Exner在直线瘢痕术式中运用真皮瓣悬吊技术，术后乳房形态良好且较持久。辛敏强、栾杰等提出术中剥离形成胸肌筋膜罩，其对乳腺组织形成一类似于乳罩的向内上方支撑作用，可良好地塑造乳房外形，远期效果好。胸肌筋膜罩相比人工塑形网具有良好的组织相容性，感染风险低且不会对乳癌筛查造成干扰。

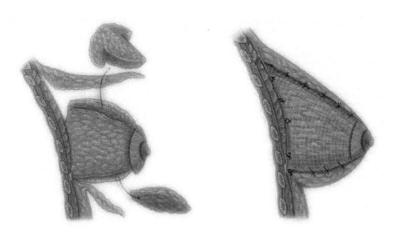

图16　塑形网辅助技术及腺体悬吊技术

（5）从缝合部位上对乳房的形态加以塑造：郭云等对在圆

锥形腺体的腰部做腺体与皮瓣的环缩缝合，术后乳房挺拔呈圆锥形。

19. 重视乳房缩小术后瘢痕的影响

乳房缩小术后瘢痕的遗留是每一位患者最关注的问题之一，这也是女性患者对选择是否手术或选择何种术式的主要参考点。为了美观效果，乳房缩小术术式的发展逐渐趋向于术后隐蔽、短小和减少瘢痕，从较明显的倒 T 形瘢痕到目前为止较隐蔽的环乳晕切口瘢痕。下面就目前常见的几种切口类型加以描述。

（1）倒 T 形切口：此术式切口宽大，易于去除乳房下部肥大乳腺组织，便于塑造半球形乳房形态，但瘢痕较为明显，术后部分患者接受困难，并且术后远期乳房外观扁平，凸度欠缺，甚至出现假性下垂、下极膨出等症状。姚远等对 Mckissock 法进行改良，应用垂直双蒂附加等边三角形缓冲组织瓣，可根据两翼缝合时张力的大小做适当的调整，避免了两翼缝合时张力过大，使切口愈合瘢痕相对较小，降低切口裂开的风险。

（2）直线瘢痕：直线瘢痕乳房缩小成形术（Lejour 法）由比利时 Lejour 教授报道，是一种在 Dartigues 法基础上的改良术式。此术式在欧洲获得了广泛的推荐和认可。此法行广泛的乳房皮肤与皮下组织分离，减少了皮肤缝合的张力，因而遗留瘢痕较小，且术中抽吸脂肪以便于乳房的塑形。近年来，陈光平提出在原

Lejour 法基础上增加新乳晕周切口，并减少直线切口的长度，切开后剥离乳腺组织，仅保留上部蒂营养乳头、乳晕，去除部分肥大下部及基底乳腺组织。将乳腺组织缝合悬吊于第 2 肋，重塑新乳房外观，下皱襞多余皮肤可适当辅助切口切除，术后瘢痕不明显，下皱襞无皮肤堆积，远期效果好。

（3）乳晕瘢痕切口：代表术式是双环法巨乳缩小成形术，由 Hester 于 1985 年报道，可用于矫正轻、中、重度的乳房肥大以及乳房下垂。双环法术后瘢痕位于乳晕周围，较隐蔽。但术后乳晕周围瘢痕因皮肤张力作用有增宽可能。Shin 曾提出一种带有乳房下短小瘢痕的方法，从而缓解了乳晕瘢痕增生、乳晕扩大这一问题。张传斗就双环法术后乳晕扩大这一问题提出了单环水平双向腺体蒂法，术中不去除皮肤，利用皮肤罩去适应缩小的腺体从而避免术后乳房皮肤张力过大，但仅能用于治疗轻、中度乳房肥大，适应证有限。总体来说双环法切口隐蔽，但术后长期随访中，可能因术后皮肤乳罩张力持续牵拉乳晕，少数患者仍存在不同程度乳晕拉大现象，这一点有待学者们进一步研究。

（4）下蒂乳晕缘短瘢痕：下蒂乳晕缘短瘢痕（sPAIR）乳房缩小成形术由 Hammond DC 提出，是一种应用下蒂瓣来保证乳头乳晕部分血供结合改良的垂直和乳晕缘瘢痕技术而产生的新术式。该术式将"猫耳"均匀分布在乳晕缘和垂直部分切口，术后瘢痕较小且不明显。Dennis C 报道了应用 sPAIR 乳房缩小成形术治疗重度乳房肥大，乳腺组织平均切除量为 1336g，最大达到 3144g，术中采用垂直环形缝合缓解了垂直切口的张力，乳晕切口采取连续锁边缝合，术后恢复情况良好。

（5）短小瘢痕：短小瘢痕是乳房缩小术的发展趋势，术后仅遗留乳晕缘及乳晕下短瘢痕，且术中可以去除较多的腺体组织。2008 年，熊舒原描述了一种小切口治疗重度乳房肥大的术式，采用了去除乳房下梯形区域内的皮肤后，自乳房下皱襞处分离乳腺下缘，进入乳腺与胸大肌表面间隙，向上钝性剥离乳腺至第二肋水平，切除去表皮区域内的乳腺全层组织及其余部位乳腺的后层组织，术后仅遗留乳晕下一短垂直瘢痕。该术式切除乳房下方及乳腺后层腺体组织，切除量可较大，尤其适用于重度乳房肥大。Mustafa 于 2011 年应用垂直短瘢痕巨乳缩小术治疗肥胖合并重度乳房肥大患者，术中先进行乳房脂肪抽吸，并保留内上方乳腺组织，切除量大，术后取得了良好的远期效果。

（6）微创技术的应用：对术后瘢痕增生的顾虑仍是许多女性难以断然接受手术和选择手术方案的主要因素之一。抽吸术与内镜技术的发展也是乳房缩小术的一个发展方向。Teimourian 等于 1985 年首先提出了用抽吸法施行乳房缩小成形术，因无明显瘢痕、并发症少，而被部分受术者所接受。Lejour 也在术中对乳房上部、内侧及外侧进行抽吸，以便于乳房塑形。Laurence 通过对 45 例受术者的观察，认为抽吸术并发症少、节约费用、恢复快、无瘢痕、泌乳功能无影响，受术者的满意度高。但目前抽吸术的适应证窄，仅限于年轻女性、皮肤弹性和回缩力良好、乳房轻中度肥大的受术者；同时，很多乳房下垂的受术者需要另外行腺体悬吊术，使其广泛使用受到限制。将来随着抽吸仪器、内镜技术的发展，其适应证必然扩大，在内镜下进行腺体组织切除、筋膜悬吊，有望取得更进一步的发展。另外，抑制瘢痕增生技术也将进一步发展，Shakespear等运用脉冲激光治疗乳房缩小成形术后瘢痕取得了良好效果。

20. 尽量保留乳房感觉及泌乳功能

乳房尤其是乳头乳晕复合体感觉的保留情况不仅是评价乳房缩小成形术后效果的一项重要依据，还对患者有相当大的心理影响。

乳晕周围真皮帽技术是近年来能够较好地保留乳房感觉及泌乳功能的一种技术，并较为广泛地应用于各术式中。真皮帽技术由Lalardrie提出，是使乳房剩余腺体形成一个带有真皮帽的圆柱体，并由此圆柱形腺体折叠重塑乳房外形。真皮帽保证了乳头乳晕复合体周围的真皮血管网不被破坏，保证了乳头乳晕的血供。江华在对双环法进行改良时应用了真皮帽技术，取得了良好的术后效果。除真皮帽技术外，许多学者对各类术式进行了不同改进。李永忠等提出利用双环切口反向楔形切除乳房外上象限和内下象限乳腺，为保证乳腺组织基底部深动脉和乳头乳晕深动脉，切除时楔形设计应在乳晕外，避免广泛分离乳腺基底部。同样在双环法基础上，甘学文等采取在乳腺上下垂直方向各切除一个反向 V 形腺体瓣，保留了乳房两侧及外下象限腺体，从而保留了乳房第 4 肋间神经的外侧皮支，使得乳头乳晕感觉得以充分保留。同时，V 形放射状切除腺体对乳腺导管破坏最小，因此对泌乳功能破坏也较小，并易于术后乳房塑形。马娟等报道了应用复合组织下蒂法治疗巨乳症的临床总结，提出几点改良，认为术中采用肿胀技术去表皮有助于减少对真皮血管网的损伤；在切除多余组织时，接近胸肌筋膜时改为平行于胸肌表面操作，并保留蒂部周围约 1cm 厚的乳腺基底部腺体于胸肌表面，从而保护胸肌筋膜血管网的完整性；术中剥离表皮时避免使用电刀，切除组织时采用针式电刀头，以此减少电刀热力作用破坏血供。术后效果持久，并发症少。

随着多年来巨乳缩小术式的发展，乳房感觉已得到了较大限度的保留。Benedetto Longo 通过对上外侧蒂瓣乳房缩小成形术的患者进行术后 48 个月的随访并与正常乳房大小的女性对比，发现术后患者乳头乳晕复合体的感觉明显下降。而 Marcia 应用电子压力测试仪评价垂直瘢痕、下蒂、上蒂及乳头乳晕复合体移植等方法术后乳房感觉变化及影响因素，发现术后早期乳房感觉明显下降，而术后 12 个月时，不论何种术式，乳房感觉灵敏度均能恢复到术前水平甚至较术前有所提高；年龄是影响术后乳房感觉功能恢复的唯一因素，43岁以下的女性乳房感觉敏感性较术前有所提高，43岁及以上女性则基本恢复术前水平；各种术式之间对乳房感觉功能的影响无显著差异。以上这些研究结果的差异性主要是由于患者个体的差异性以及术者手术偏好不同所造成的。目前的研究多集中在乳房的触压觉、动静态两点辨别觉等方面，涉及乳房痛温觉及振动觉的研究较少，因此，不同术式的乳房缩小成形术对乳房感觉的影响尚无定论，有待进一步探索。现如今众多患者，尤其是年轻的女性患者也更加关心术后泌乳功能的保留情况，尤其在治疗重度乳房肥大时，采用乳头乳晕移植往往会造成乳头乳晕感觉和泌乳功能的减退或丧失。对于泌乳功能的保留尚未有明确的术式，然而术中采用真皮腺体蒂，尽可能避免损伤乳腺导管，乳头乳晕血供保护都将有助于保留泌乳功能。因此，寻求一种尽可能多的保留乳房感觉和泌乳功能的术式，是将来整形外科医师努力的方向。

最佳的缩乳术就是医师最熟练的缩乳方法。没有一个"完美"的缩乳术来解决乳房肥大的所有问题，医师必须有能力掌握几种不同的方法（表5），根据具体情况采用。一定要理解蒂、皮肤切除模式和乳腺实质切除模式可以以不同的组合进行使用。这不仅会形成更少的瘢痕，而且还能更好地塑形，突出度也更好，且乳房的形状可以维持更持久。

表5 乳房缩小术方案参考

选择最佳方案 [a]

乳房特征	皮肤切除模式和最终的瘢痕					
	单纯吸脂术	乳晕周围	垂直	短的水平T、J 或 L	加长的水平 L	传统的全长倒 T
缩小的大小						
< 500g	✓	✓	✓	✓		
500 ~ 1000g	✓		✓	✓	✓	
> 1000g	✓		✓	✓	✓	✓
皮肤弹性						
正常	✓	✓	✓	✓	✓	✓
无弹性			✓	✓	✓	✓
皮肤冗余						
少	✓	✓	✓	✓	✓	✓
中等			✓	✓	✓	✓
多					✓	✓
乳腺实质						
硬，纤维性		✓	✓	✓	✓	✓
软，脂肪性	✓		✓	✓	✓	✓
皮肤—乳腺实质关系						
牢固地附着	✓	✓	✓	✓	✓	✓
松散地粘连				✓	✓	✓

注：选择最佳方案 [a]：缩乳术中选择皮肤切除模式的一般建议都要根据乳房特征做出。考虑大小或去除量、皮肤弹性、皮肤冗余量、乳腺实质的质量、皮肤 - 乳腺实质关系，就能显示出合适的皮肤切除模式。一个给定的皮肤切除模式能包容一些乳腺实质切除技术。

（数据来源：Foad Nahai. 美容外科学 . 曹谊林，祁佐良，译 . 2 版 . 北京：人民卫生出版社，2014.）

    自 20 世纪初以来，乳房缩小成形术开辟了多种术式，并进行了诸多改良，直到目前形成多种临床上较为成熟的术式，帮助患者摆脱了身体及心理上的双重痛苦，重塑了患者的信心与勇气。但这些术式仍存在着一些不足，主要表现为瘢痕和塑形的矛盾。这需要整形外科医师在进行手术时依据受术者乳房肥大和下垂程度等具体条件，结合自己对各种术式的理解和熟悉程度采用不同的术式。

21. 中央腺体蒂法巨乳缩小成形术

（1）术前设计：

站立位，标记前正中线、锁骨中线、腋前线、第二肋平面。

（2）根据以下 3 种方法确定新的乳头位置（图 17）：①第四肋间与锁骨中线外 1cm 处的交点；②两乳头间距与乳头到胸骨切迹等边三角形法，两乳头间距 20 ～ 22cm（图 17-A）；③上臂中点水平线与锁骨中线外 1cm 处的交点（图 17-B）。

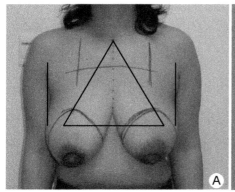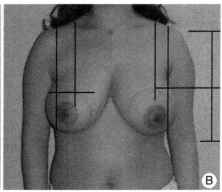

图 17　确定新的乳头位置

标记内外环（图 18）：①内环：以乳头为中心，半径 2cm

画圆圈。②外环：根据以下四点确定；③上点：新乳头位置上2cm；④下点：乳房下皱襞上 5～7cm；⑤内侧点：两新乳头间距的一半减去 2cm；⑥外侧点：位于腋前线。

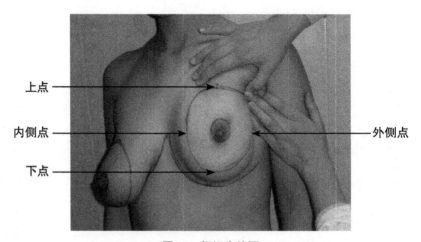

上点
内侧点
下点
外侧点

图18　标记内外环

（2）麻醉及体位：全身麻醉，平卧位，两侧上肢外展固定于侧台。常规消毒，铺无菌巾。

（3）手术步骤（图19）：

①沿内环和外环标记线切开表皮，去除两环之间的表皮（图19-A）。

②沿外环切口切开真皮、皮下组织到乳腺表面，沿乳腺表面向四周分离，直达胸壁，注意分离时保持皮瓣厚度不小于 1cm，近胸壁处可略厚，避免过分分离乳腺基底部，保证足够的乳腺基底组织与胸壁附着（图19-B、图19-C）。

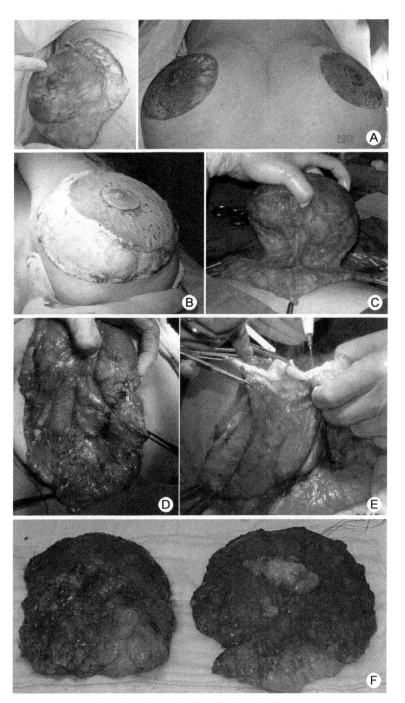

图 19　中央腺体蒂法巨乳缩小成形术手术步骤（A～F）

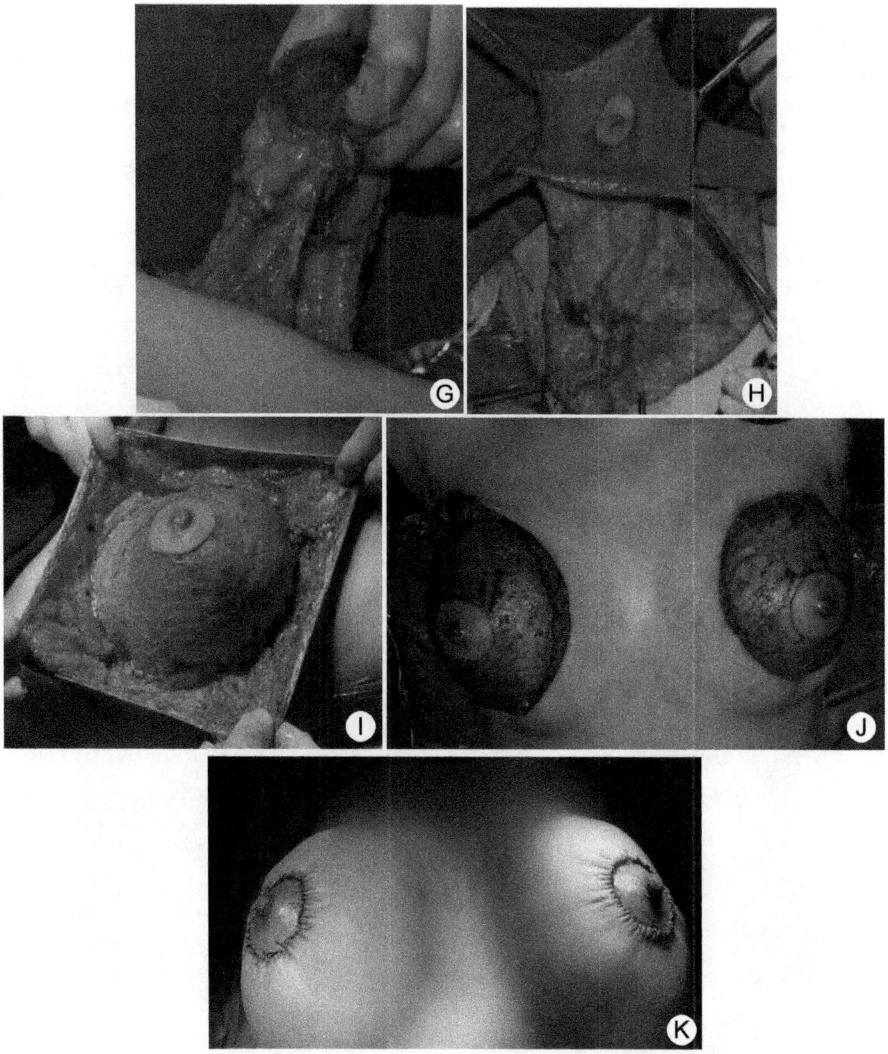

图 19 中央腺体蒂法巨乳缩小成形术手术步骤（G～K）

③根据需要楔形或环形切除乳房多余腺体，注意保留腺体中央供应乳头乳晕的血管。形成中央腺体蒂（图 19-D、图 19-E、图 19-F、图 19-G）。

④在真皮瓣瓣下适当分离，并切除真皮瓣下多余腺体，形成真皮帽（图 19-H）。

⑤将真皮帽缝合固定至胸壁，进行乳房塑形。缝合固定时要注意乳头乳晕的位置、朝向、形态，并保持两侧对称性（图 19-I、图 19-J）。

⑥修整皮瓣边缘，去除多余的脂肪组织，用 2-0 普理灵线真皮内连续荷包缝合，收紧荷包，使皮瓣与塑形的腺体匹配，收紧的皮瓣口正好与乳晕衔接。用 5-0 普理灵线间断缝合切口（图 19-K）。

⑦皮瓣下各放置负压引流管一根，从腋窝穿出。包扎固定，注意避免乳头受压。

（4）术后处理：术后 3 ～ 5 天根据引流量拔出引流管，术后 10 天拆线，术后 2 周可穿戴胸罩。

（5）注意事项：

①应术前站立位设计切口线位置，尤其是乳头乳晕位置的确定，麻醉后平卧位不利观察。

②分离皮瓣时一定要平整，边缘较薄，基地部可稍厚，否则会出现凹凸不平。要分离到胸壁，这样有利于真皮帽的固定，保持乳房良好的突度。乳腺上极固定时，要保持平整、自然，分别向上方、外上方、内上方固定，避免上方形成台阶。

③要保留乳头乳晕底部的乳腺组织，并确保与胸壁相连，以

保证乳头乳晕的血供。

④荷包缝合要用不可吸收缝线，可吸收缝线吸收或断裂后，会造成乳晕扩大、变形、瘢痕形成；缝合不宜过深，否则会造成"火山口"样改变。

⑤设计外环时，要注意缝合后四周的张力均等，否则缝合后乳晕会牵拉变形。

⑥术后乳房可能会较硬，甚至皮肤淋巴水肿，乳晕边缘皱褶，3～6个月后则逐渐消退，乳房变柔软，皱褶不明显。

参考文献

1. Blomqvist L，Eriksson A，Brandberg Y.Reduction mammaplasty provides long-term improvement in health status and quality of life.Plast Reconstr Surg，2000，106（5）：991-997.

2. Strong B，Hall-Findlay EJ.How Does Volume of Resection Relate to Symptom Relief for Reduction Mammaplasty Patients?Ann Plast Surg，2015，75（4）：376-382.

3. Exner K，Scheufler O.Dermal suspension flap in vertical-scar reduction mammaplasty.Plast Reconstr Surg，2002，109（7）：2289-2298.

4. Coriddi M，Koltz PF，Gusenoff JA.Reduction mammaplasty，obesity，and massive weight loss: temporal relationships of satisfaction with breast contour.Plast Reconstr Surg，2011，128（3）：643-650.

5. Dufourmentel C，Mouly R.Mammaplasty by the oblique method.Ann Chir

Plast，1961，6:45-58.

6. Regnault P.Reduction mammaplasty by the "B" technique.Plast Reconstr Surg，1974，53（1）：19-24.

7. Bostwick J，Benelli L，Courtiss E，et al.Minimizing Scars in Breast Surgery. Seminars in Plastic Surgery，1993，7（2）：59-85.

8. Sampaio Góes JC.Periareolar mammaplasty: double-skin technique with application of mesh support.Clin Plast Surg，2002，29（3）：349-364.

9. Góes JC.Periareolar mastopexy: double skin technique with mesh support.Aesthet Surg J，2003，23（2）：129-135.

10. 孙宝东，张海林，闫迎军，等.双环形切口乳房缩小整形术.中国美容医学，2006，15（1）：23-25.

11. 王志明，孙京艳，隋立强.双环法旋转圆锥状腺体蒂乳房缩吊术.中国美容整形外科杂志，2007，18（6）：408-410.

12. 唐新辉，季滢.应用乳腺旋转瓣固定矫正轻中度乳房下垂.中国美容医学，2014，23（7）：521-524.

13. 蔡震，张家建，游晓波，等.垂直上蒂法乳房缩小整形术的改良应用.华西医学，2010，25（7）：1220-1222.

14. Isken T，Sen C，Onyedi M，et al.A new application for increasing breast projection in free-nipple-graft reduction mammaplasty.Aesthetic Plast Surg，2008，32（4）：675-680.

15. 马乐，李平松，施泽宏，等.折叠技术在双环法巨乳缩小术塑形中的应

用 . 中国美容医学，2012，21（10）：1696-1698.

16. 李凤，曹东升，谢娟，等 . 改良垂直双蒂法巨乳缩小术的临床应用 . 安徽医科大学学报，2014，49（6）：842-844.

17. Daniel M. Mammaplasty with pectoral muscle flap. Montreal： 64th American Annual Scientific Meeting，1995：178-186.

18. 辛敏强，栾杰，穆大力，等 . 胸肌筋膜罩支撑的改良垂直切口乳房上提术 . 中国美容医学，2015，24（9）：8-10.

19. 郭云，石东文，肖玮，等 . 多重悬吊双环法矫正乳房下垂的临床应用 . 中国美容整形外科杂志，2010，21（5）：294-296.

20. Hammond DC, Loffredo M.Breast reduction.Plast Reconstr Surg, 2012, 129 (5)：829e-839e.

21. 姚远，汪春兰，高学宏，等 . 改良 Mckissock 法巨乳缩小术 . 中国美容医学，2006，15（6）：650-651.

22. Lejour M.Evaluation of fat in breast tissue removed by vertical mammaplasty. Plast Reconstr Surg，1997，99（2）：386-393.

23. 陈光平，刘金华，胡秀龙，等 . 改良 Lejour 法乳房缩小术 42 例总结 . 中国美容医学，2014，23（18）：1508-1510.

24. 张传斗，曲梅，曲晓雪 . 单环水平双向腺体蒂法乳房缩小术 . 中国美容医学，2012，21（2）：200-202.

25. Hammond DC.Short scar periareolar inferior pedicle reduction（SPAIR）mammaplasty.Plast Reconstr Surg，1999，103（3）：890-901.

26. Hammond DC，O'Connor EA，Knoll GM.The short-scar periareolar inferior pedicle reduction technique in severe mammary hypertrophy.Plast Reconstr Surg，2015，135（1）：34-40.

27. 熊舒原，黄循镭，黄祖根，等.小切口重度巨乳缩小术的临床应用.组织工程与重建外科杂志，2008，4（6）：337-354.

28. Akyurek M.Short scar reduction mammaplasty in the bariatric patient.Ann Plast Surg，2011，66（6）：602-606.

29. Teimourian B，Massac E Jr，Wiegering CE.Reduction suction mammoplasty and suction lipectomy as an adjunct to breast surgery.Aesthetic Plast Surg，1985，9（2）：97-100.

30. Gray LN.Liposuction breast reduction.Aesthetic Plast Surg，1998，22（3）：159-162.

31. Shakespeare PG，Tiernan E，Dewar AE，et al.Using the pulsed dye laser to influence scar formation after breast reduction surgery：a preliminary report.Ann Plast Surg，2000，45（4）：357-368.

32. 江华，丁伟，章建林，等.保留乳头乳晕感觉功能的改良双环法巨乳缩小术.中国美容整形外科杂志，2007，18（6）：404-407.

33. 李永忠，靖昌瑞，任妍.双环法反向楔形乳腺切除巨乳缩小术.中国美容医学，2012，21（3）：358-359.

34. 甘学文，石志艳，注赛玲，等.双环法结合双"V"形乳腺切除法在乳房肥大整形术中的应用.中国美容医学，2014，23（22）：1861-1864.

35. 马娟，董祥林，乔星，等.复合组织下蒂法在乳房缩小成形术中的应用.中国美容医学，2015，24（5）：15-18.

36. Longo B，Campanale A，Farcomeni A，et al.Long-term sensory recovery of nipple-areola complex following superolateral pedicled reduction mammaplasty.Plast Reconstr Surg，2013，132（5）：735e-742e.

37. Spear ME，Nanney LB，Phillips S，et al.The impact of reduction mammaplasty on breast sensation：an analysis of multiple surgical techniques.Ann Plast Surg，2012，68（2）：142-149.

38. 陈曦，谭谦，周宏礽，等.肿胀麻醉抽吸法治疗男子乳腺发育症.中华医学美学美容杂志，2008，14（6）：417-418.

39. 谭谦，陈曦，郑东风，等.中央腺体蒂法巨乳缩小成形术.中国美容整形外科杂志，2009，20（4）：196-198.

乳房缩小手术相关并发症的防治

乳房缩小手术相关并发症如下（表6）：

表6　乳房缩小术并发症

急性并发症	亚急性并发症	远期并发症
出血、血肿	双侧不对称	轮廓畸形——猫耳
血清肿	瘢痕增生	不理想瘢痕——增生
伤口愈合不良（伤口裂开）	脂肪坏死	形态的缺失——上极突度消失
感染——蜂窝织炎或脓肿	双侧不对称	乳头异位
乳头乳晕缺血		乳头部分缺失
		不对称——体积，乳头乳晕复合体
		切除不足
		切除过度
		疼痛

（数据来源：James C.Grotting. 麦卡锡整形外科学：第五分卷乳房. 范巨峰，江华，译. 北京：人民卫生出版社，2015.）

（1）出血：包括术中及术后出血。乳房缩小整形手术中的出血是比较常见的。双侧重度乳房肥大缩小整形手术应准备输血。术后出血的病例中，如有少量渗血，可加压包扎，应用止血药物，并严密观察；明显或活跃的出血，应进手术室止血。

（2）血肿：由于术中止血不彻底，或术后引流不畅，造成血肿，可集于皮下，也可集于乳腺组织内。通过再次手术解决血肿的问题相对少见。血肿发生时的处置主要是留置引流管。血肿发生率在 1% ～ 2%，主要表现为肿胀、瘀斑和疼痛，可发生在乳房的任何部位。对于局部的、非扩散性的液化血肿，经皮抽吸可以解决问题。血肿的引流和抽吸十分重要，因为血肿会影响表皮的活性或导致乳房明显的畸形和不对称。对于术前有凝血功能障碍（如 von Willrbrand 病）的患者需要特别注意术后血肿的发生。

在血肿可能扩散的情形下，需进行手术探查。再次打开切口是探查整个手术范围的最佳途径。通常很难在乳房内动脉或胸外侧动脉较大的分支中找到明确的出血点。需要反复冲洗术腔并留置引流管。

（3）切口裂开、皮瓣坏死：要减少与皮瓣坏死有关的伤口问题，需术前仔细设计皮瓣，手术中充分剥离皮瓣，在无须过度牵拉的情况下能将皮瓣提升至适当的位置。在乳房缩小术中，无论是最自然的 Wise 切口（倒 T 形），还是其他切口，皮瓣缝合时都需要有适当的松紧度。然而，当前很多乳房整形医师并不认为皮肤缝合会对乳房形态起到重要作用，更相信蒂的结构形态在更大程度上决定乳房的长期塑形效果。因此，如果在乳房缩小术缝合时过度拉紧，就要切除部分蒂的组织，以减轻缝合的张力。而皮肤张力过大通常会导致瘢痕增生或令人不满意的瘢痕，随着时间推移会引起乳房的形态改变。

皮瓣缺血在术中并不常见，但一般发生在术后急性期内。以个人经验，吸烟患者通常会出现皮瓣缺血，因为吸烟会导致切口裂开、瘢痕增宽以及脂肪坏死，进而延迟愈合。笔者认为，术前必须提醒所有患者，并强烈要求吸烟患者术前 4 周禁止吸烟。乳房缩小术并发症的发生率与体重指数增加（＞30）、高血压、既往乳房手术切口以及乳房组织切除的量有关。

在乳房缩小术中，切口裂开和愈合不良是相对常见的。通常，在切口裂开后需要经过换药和外用药膏来促进切口愈合。最常见的位置发生在 Wise 切口（倒 T 形）的交叉点，通常是在侧方皮瓣的远端。这种随意型皮瓣长宽比例较大，且皮瓣远端距离胸外侧血管系统的分支较远。

（4）感染：乳房缩小整形术后感染较为少见。由于哺乳期手术乳房或全身存在潜在感染因素，手术后可能发生感染；术前及术中的一些因素也可能造成感染。感染有急性感染和慢性感染两类。前者宜予以积极的抗感染处理，必要时应做切开引流。慢性感染常因急性感染处理不当、局部存有异物或坏死组织，造成创口长期不愈合，宜彻底清创，消灭无效腔，改善局部组织血供，以控制感染。

（5）术后护理：切口愈合不良通常经过上皮化和切口收缩而实现愈合，极少需要再次手术修复以促进伤口愈合。从开放性切口中清出所有异物（如缝线）是很重要的，患者每日要进行伤口护理——即每日 2 次用脉冲式水流冲洗伤口，且在患者定期随访时进行恰当的清创。用湿盐水纱布或海绵擦拭伤口，或局部涂抹抗菌药膏，使伤口保持微微湿润，通常会加速伤口愈合。二次伤口愈合产生的瘢痕常会更大，还会出现色素减退，皮肤纹理变浅，而且与其他瘢痕相比会更凹陷于皮肤表面。但即使瘢痕明显，大部分患者不会要求行手术修整。

（6）瘢痕切除和再次缝合：瘢痕是乳房缩小术最常见的并发症，这通常与瘢痕过度增生或皮肤缺失（伤口愈合急性期和亚急性期切除的皮肤）后产生的宽大伤口有关。两者都可以通过及时、适当的伤口切除和再缝合得到改善。

所有瘢痕都需要经历一个生长循环周期。一般来讲随着时间流逝其会越来越好。因此，至少在术后一年内，不建议做任何瘢痕修整。如出现瘢痕过度增生的情况，特别是在 Wise 切口旁边，就要在瘢痕内部注射 10mg/ml 的曲安奈德和 1% 的利多卡因混合液。常单次注射，如需要额外注射，要 3 个月之后再进行。在用这种方法治疗瘢痕时，瘢痕颜色改变，特别是色素沉着是很常见的。另外，一定要注射到瘢痕组织当中去，而不是皮下组织。注射到皮下组织将会引起组织萎缩，可能产生瘢痕凹陷的外观。

如果一年之后患者出现明显的增生性瘢痕，而其他情况很少时，那么瘢痕切除和再次缝合是一个合理的选择。但必须认真告知患者这并不能保证一定能改善瘢痕情况。采取这种方法的要点是皮肤切口要垂直切开。要切除深入到瘢痕的组织，并减少对正常皮肤组织的损伤。我们选择使用薇乔可吸收缝线（5-0）、普理灵聚丙烯缝线（6-0）进行分层缝合，而不使用传统的永久性缝线。可在伤口部位使用张力胶带，对于防止瘢痕增宽有一定帮助，且必须持续 3 个月。之后每天按摩瘢痕 2 次，同时局部涂抹维生素 E 软膏或使用硅酮类凝胶及敷料抑制瘢痕增生。

（7）切口末端的"猫耳"畸形：如果伤口缝合末端出现"猫耳"畸形，可进行修整。如术中未能修整，可在术后 3 个月后根据情况进行修整。

（8）乳头乳晕缺血：在乳房缩小术中，乳头乳晕缺血坏死是严重的并发症（发生率约 1%）。一般与动脉供血不足有关，通常出现在大面积乳房缩小术中（＞ 1000g 的乳房组织切除），因为大面积乳房缩小术中要做一个较长的蒂来提供乳头乳晕复合体的血供。一般而言，乳头乳晕带蒂转移时，其蒂的宽与长之比宜在 1：2～1：1，超过此范围，宜做双蒂瓣，以防止乳头、乳晕的血供不足。在缝合时，蒂的折叠会影响血液循环，因此，在乳头乳晕复合体血运不佳时，需要打开切口检查蒂部。如蒂部过大，需部分切除，而后再次评估血液循环情况，当情况有所改善，再次缝合切口。如缝合后血液循环还受到影响，需再次修剪组织蒂，皮瓣可能会做得很薄，或者暂不缝合切口。

如仍然不能很好地解决血运问题，就要考虑切除蒂部远端，行乳头乳晕复合体游离移植。

（9）乳晕畸形：乳头乳晕复合体的畸形并不少见。他们表现为不同形式的"泪滴状"不对称畸形，这些不对称与垂直切口上部的切口边缘分离有关，或是与乳晕与垂直切口在 6 点方向汇合部的三点缝合技术有关。

患者常受到乳晕下方拉长的外观困扰。这与下方内侧和外侧皮瓣愈合过程中分离形成的缝隙有关。修复时需要切除乳晕与垂直切口交界区的垂直瘢痕，在 4 点至 8 点方向于真皮层剥离约 1cm 后将乳晕上提。将内侧和外侧皮瓣均进行一定程度的剥离和上提，以能够在中央缝合切口。内、外侧皮瓣上方的小部分被去表皮，呈环状结构，从而将提升的乳头乳晕放置在没有上皮覆盖的皮肤上，以重建一个环形结构。缝合在无张力下进行，愈合后通常会塑造一个圆形的乳晕轮廓。

乳晕不对称也不少见，通常情况下乳晕不对称是由于单侧增大，患者一般不喜欢偏大的乳晕形状。手术的目标是缩小较大侧乳头乳晕。标记环形切口，通过切除切口外缘垫圈形的多余乳晕组织来缩小乳晕。皮肤切口的边缘必须处理，从而使之聚合在一起以达到最佳愈合效果。

在环乳晕外科技术中，Hammond 提出的"Gore-Tex 交锁缝合技术"是处理新乳晕和乳晕周围环形皮肤的较好方法。这是一种调整乳晕大小同时可以调整乳晕位置的非常有效的技术。这种技术是应用 Keith 针和 CV-2 Gore-Tex 缝线进行真皮深层缝合。通过外环皮肤切口 2 个进针点对应内环切口的 1 个进针点进行缝合，关闭了内外环之间的切口。表面皮肤应用 4-0 Polysorb 可吸收缝合线，以达到一个长期稳固的矫正效果。有个患者在其他医院接受了乳房缩小术，导致明显的乳头乳晕复合体不对称，左侧明显比右侧大。此前的矫正不够理想，此后他接受了乳头乳晕复合体缩小术，并且使用"Gore-Tex 交锁缝合技术"对乳头乳晕复合体进行了复位，效果理想。

（10）乳晕色素减退：乳房缩小术后产生乳晕色素减退的情况并不少见，尤其是接受过隆乳同时进行了乳头移植的患者，最可能出现乳晕色素减退。斑点状的色素减退也通常会困扰患者。

真皮内文身对这种情况特别适用。尽可能选择相近的颜色而不要使用太深的颜色是非常重要的。另外，应告知患者有可能进行多次文身，因为文身也会随着时间的延长而褪色。

（11）乳头退缩：乳房缩小术后有时可以见到乳头退缩。病因学原理就是乳头下缺乏足够的体积来支撑突出的乳头。为了避免这一缺陷的发生，手术中应尽量避免切除乳头乳晕复合体下的组织。如发生意外切除，在手术过程中可以将邻近的组织转移到蒂部。乳头乳晕复合体的周边皮肤会收紧，可使乳头乳晕皮肤切口缩小，使乳头嵌在皮肤上，而皮肤只是起到了一个平台的作用，支撑乳头乳晕前突的外观。

（12）乳头移位：乳头移位是乳房缩小术最常见的远期并发症之一。实际上，通常乳头的位置并没有发生改变，但随乳头深部乳腺组织的下降，导致乳头位置改变。乳房下极的体积过大导致了乳房下部被拉伸的畸形。治疗方法就是改变下部软组织的位置。具体方法是提升乳房下极的乳腺组织并向上折叠，相当于"自体组织隆乳"。将乳房下皱襞上方下垂的皮肤和乳房组织向上提升，通过将部分皮肤去除表皮后折叠入腺体后组织，以进一步提升。这种方法能够增加上极的体积，从而减少乳头乳晕复合体位置严重不正的错觉。

乳头乳晕复合体的位置也可能过低。如果一侧乳晕的顶端低于另一端乳晕顶端 ≤ 1.5cm，可以通过新月形皮肤切除提升乳头乳晕复合体。如果乳晕上极的偏差距离 > 1.5cm，这时应用上述方法可能会使乳头乳晕复合体延长而形成卵圆形。可以应用相似的方法来降低位置较高侧乳头乳晕复合体的下极，或者修复乳头乳晕复合体在 6 点方向过于平坦的曲线，使之恢复成流畅的弧形曲线。当需要将乳头高度提升 > 2cm 时，可以在垂直切口的任何一侧联合应用推进皮瓣技术。

(13)乳头坏死：乳头坏死是乳房缩小术后最严重的并发症，其发生的概率约为 1%。在患者来咨询乳房缩小术时，我们应该告知此风险。

有时手术中能发现乳头缺血情况，但并非在所有情况下都能发现，尤其当患者是深色皮肤人种（非洲裔美国人、拉丁裔美国人以及亚洲人）时。如果发现了乳头缺血情况，其处理措施已在上文中进行了简要概括。

然而也有一些患者经受了乳房缩小术后造成的乳头损失，对于这些患者，乳头再造术联合乳晕文身可以使乳房外观接近正常。可选择的技术如：经过改良的星形皮瓣或者"C-V"瓣。这种技术可以用于增大已失去大部分突度的乳头，也可用于再造完全缺失的乳头。

(14) 脂肪坏死：脂肪坏死在有关乳房的任何手术中都有可能出现，而且在乳房缩小术中并不少见。大面积的脂肪坏死是由于乳房内的脂肪组织血供被严重破坏而造成的，会形成一个硬块，有时硬块清晰可见。

起初表现为小块硬化，组织明显增厚。如这种情况持续 6 ～ 12 个月，就必须要采取手术治疗。

最好的治疗方法是把坏死脂肪尽可能全部切除。在患者坐位进行检查时，坏死脂肪会集中在一个区域。医师必须意识到这是乳房的占位性病变。切除其将会缩减乳房体积，通常还会引起乳房轮廓不对称（即轻微凹陷）。医师术前必须向患者告知，同时，术前进行乳房 X 线和超声检查，将有助于提高对相关组织体积的客观认识。

手术步骤包括剥离皮瓣、乳腺组织以暴露手术区域。进行坏死脂肪组织次全切除是明智的做法，重要的是切除坏死组织的表面部分，这有利于将轮廓缺陷降到最低。

尽管即刻将患者自体的游离脂肪移植到坏死脂肪区，这对于接受了切除术的患者是一个选择，但仍然不宜这样操作。在目前这种情况下，医生要告知患者至少等待 6 个月或 1 年才可接受游离脂肪移植。

乳房缩小术后出现严重脂肪坏死的情况并不常见，即使出现通常也局限在一个较小的区域。脂肪坏死容易发生在蒂的末端。如果面积稍大，以上提到的外科治疗策略通常有助于获得良好效果。

（15）双侧乳房不对称：由于乳房缩小术导致的乳房不对称很常见。医师要告知患者切除术后会存在一定的不对称，但一般不会很严重。乳房不对称可能表现为乳房体积不对称、轮廓不对称、乳头乳晕位置的不对称或者乳房的被覆皮肤不对称。所有这些不对称都很麻烦，但事实上，所有这些情况都是可以矫正的。体积不对称很常见，通常相差甚微，但偶尔也会有很明显的。

如果患者的一侧乳房明显大于另一侧，可以行吸脂术进行矫正。这对于做过脂肪移植的患者是个好方法。术前让患者直立，仔细标记将要去除的区域。通常需要进行全乳房吸脂，应尽量避免在某一个特殊的区域进行。组织的收缩与愈合通常会改善原有情况。通常乳房吸脂术可以联合皮肤紧缩术，以塑造最佳乳房外形。术前患者坐位，对患者皮肤和乳房组织进行标记与测量，然后进行术前设计。有时也可以选择开放式脂肪组织切除术。

（16）二次乳房缩小术：经历乳房缩小术的患者有可能再次出现乳房肥大。这通常和体重增加有关，体重增加后胸部的脂肪组织也相应增加，乳房因此变大。之前出现过的症状会再次出现，乳房肥大成为日常生活的负担。

虽然这种情况不多见，但要求再次乳房缩小术的患者应和医师做详细交流并进行评估。医师应该知道并充分了解她们的目标。必须认真了解她们的病史，包括患者之前手术的恢复情况，尤其是愈合过程中的问题，如感觉改变。任何乳房问题如乳房 X 线片异常，曾进行的其他乳房手术，如活检或最初手术的修整术等，都要在手术之前告知医师。外科医生应该准确了解在第一次手术中用于携带乳头乳晕的是何种组织蒂。尽管这个问题争议很大，但是大多数医师都认为乳房缩小术重做时应该采用第一次手术使用过的组织蒂。

许多这样的患者可以通过对乳房组织吸脂和通过缝合收紧皮肤的方法来改善。同时应用去除表皮的真皮蒂对乳头乳晕复合体进行适度的微提升。

如果需要进行更复杂的乳房缩小术，推荐方法是再造同样的蒂，然后切除外围组织同时收紧周围皮肤。患者在术前站立位标记乳头位置。在确定最终乳头位置和需切除的皮肤之前，必须将患者体位调整为坐位，应用订皮器临时关闭切口以模拟术后形态。这些基本的技巧可以确保大多数修复手术成功实施。

参考文献

1.James C.Grotting. 麦卡锡整形外科学：第五分卷乳房. 范巨峰，江华，译. 北京：人民卫生出版社，2015.

2.Losee JE，Caldwell EH，Serletti JM.Secondary reduction mammaplasty: is using a different pedicle safe?Plast Reconstr Surg，2000，106（5）：1004-1008.

3.Hammond DC，Khuthaila DK，Kim J.The interlocking Gore-Tex suture for control of areolar diameter and shape.Plast Reconstr Surg，2007，119（3）：804-809.

4.Henry SL，Crawford JL，Puckett CL.Risk factors and complications in reduction mammaplasty: novel associations and preoperative assessment.Plast Reconstr Surg，2009，124（4）：1040-1046.

5.Kenneth C. Shestak.Reoperative Plastic Surgery of the Breast.Philadelphia：

Lippincott Williams & Wilkins，2005：200-202，219.

6.Handel N.Secondary mastopexy in the augmented patient: a recipe for disaster.

Plast Reconstr Surg，2006，118（7SI）：152S-163S.

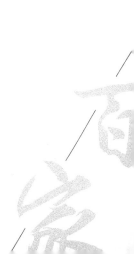

出版者后记

Postscript

1 年时间，365 个日夜，300 位权威专家对每本书每个细节的精雕细琢，终于，我们怀着忐忑的心情迎来了《中国医学临床百家》丛书的出版。我们科学技术文献出版社自 1973 年成立即开始出版医学图书，40 余年来，医学图书的内容和出版形式都发生了很大变化，这些无一不与医学的发展和进步相关。

近几年，中国的临床医学有了很大的发展，在国际医学领域也开始崭露头角。以北京天坛医院牵头的 CHANCE 研究成果改写美国脑血管病二级预防指南为标志，中国一批临床专家的科研成果正在走向世界。但是，这些权威临床专家的科研成果多数首先发表在国外期刊上，之后才在国内期刊、会议中展现。如果出版专著，又为多人合著，专家个人的观点和成果精华被稀释。

为改变这种零落的展现方式，作为科技部所属的唯一一家出版机构，我们有责任为中国的临床医生提供一个系统展示临床研究成果的舞台。为此，我们策划出版了这套高端医学专著——《中国医学临床百家》丛书。"百家"既指临床各学科的权威专家，也取百家争鸣之义。

中国医学临床百家

丛书中每一本书阐述一种疾病的最新研究成果及专家观点，按年度持续出版，强调医学知识的权威性和时效性，以期细致、连续、全面展示我国临床医学的发展历程。与其他医学专著相比，本丛书具有出版周期短、持续性强、主题突出、内容精练、阅读体验佳等特点。在图书出版的同时，同步通过万方数据库等互联网平台进入全国的医院，让各级临床医生和医学科研人员通过数据库检索到专家观点，并能迅速在临床实践中得以应用。

在与专家们沟通过程中，他们对丛书出版的高度认可给了我们坚定的信心。北京协和医院邱贵兴院士表示"这个项目是出版界的创新……项目持续开展下去，对促进中国临床学科的发展能起到很大作用"。北京大学第一医院霍勇教授认为"百家丛书很有意义"。复旦大学附属华山医院毛颖教授说"中国医学临床百家给了我们一个深度阐释和抒发观点的平台，我愿意将我的学术观点通过这个平台展示出来"。我们感谢这么多临床专家积极参与本丛书的写作，他们在深夜里的奋笔，感动着我们，鼓舞着我们，这是对本丛书的巨大支持，也是对我们出版工作的肯定，我们由衷地感谢！

在传统媒体与新兴媒体相融合的今天，打造好这套在互联网时代出版与传播的高端医学专著，为临床科研成果的快速转化服务，为中国临床医学的创新及临床医生诊疗水平的提升服务，我们一直在努力！

科学技术文献出版社